Lara A. Aqrawi

Especificidade e padrão das células B na síndrome de Sjögren primária

Lara A. Aqrawi

Especificidade e padrão das células B na síndrome de Sjögren primária

Estudos em seres humanos e num modelo murino

ScienciaScripts

Cover image: www.ingimage.com

This book is a translation from the original published under ISBN 978-620-2-30022-3.

Publisher:
Sciencia Scripts
is a trademark of
Dodo Books Indian Ocean Ltd. and OmniScriptum S.R.L publishing group

120 High Road, East Finchley, London, N2 9ED, United Kingdom
Str. Armeneasca 28/1, office 1, Chisinau MD-2012, Republic of Moldova, Europe
Managing Directors: Ieva Konstantinova, Victoria Ursu
info@omniscriptum.com

Printed at: see last page
ISBN: 978-620-8-55085-1

Inesquecível

Enquanto olho para fora da minha janela
Neste dia solarengo de inverno
A minha mente embarca numa viagem
Enquanto os meus pensamentos se afastam
Recordo as muitas memórias alegres
De momentos que todos partilhámos
Infelizmente, a natureza imprevisível do offS
Não se pode ser poupado
As nossas calamidades e matanças
A vossa orientação e o vosso abraço caloroso
São para sempre acarinhados
Como os sorrisos que me fizeste
Assim, apesar da distância
Pode contar com isto
Partimos "até nos encontrarmos de novo!"
E não "bom tipo... "

Por Lara A. Aqrawi

Dedicado a todas as pessoas inspiradoras que se cruzaram no meu caminho
Obrigado por seres tu.

PREFÁCIO

Este livro baseia-se no meu trabalho de doutoramento, realizado ao longo de 4 anos (2010 a 2014). Foi realizado no Laboratório de Investigação Broegelmann, Departamento de Ciências Clínicas, Universidade de Bergen, Noruega, no âmbito da Escola de Investigação de Inflamação de Bergen, e no Gade Laboratorium for Pathology, Departamento de Medicina Clínica da Universidade de Bergen. Estes resultados não teriam sido possíveis sem a supervisão e orientação do Cientista Sénior Karl A. Brokstad e da Professora Kathrine Skarstein. Além disso, o estudo de colaboração sobre o padrão de expressão de Ro52 foi efectuado durante um período de intercâmbio de quatro meses na Unidade de Reumatologia Experimental, Departamento de Medicina, Instituto Karolinska, em Estocolmo, Suécia, sob a supervisão da Professora Marie Wahren-Herlenius.

RESUMO

A síndrome de Sjögren (SS) é uma doença autoimune crónica caracterizada por uma inflamação focal das glândulas salivares e lacrimais. Aqui, as células mononucleares, incluindo as células B, infiltram-se nas glândulas, levando à disfunção e, mais tarde, à destruição do tecido glandular. Daqui resultam os sintomas comuns de olhos secos (queratoconjuntivite seca) e boca seca (xerostomia). Outra caraterística distintiva desta doença é a produção sistémica de auto-anticorpos, como Ro/SSA e La/SSB. Assim, embora a etiologia da SS permaneça pouco clara, as células B desempenham um papel importante na patogénese desta doença.

Neste trabalho de doutoramento abordamos o conceito de especificidade e padrão das células B no sangue periférico e nas glândulas salivares de doentes com SS primária (pSS). Também explicamos o padrão de expressão do autoantigénio Ro52 nas glândulas salivares de doentes com SS primária em relação ao nível de inflamação. Além disso, a fim de comparar o padrão de células plasmáticas antes do início da doença em relação à doença avançada e caraterizar o compartimento de células plasmáticas nas glândulas salivares parótidas e submandibulares e na medula óssea, exploramos uma estirpe congénita de ratinhos NOD, nomeadamente NOD.B10.H2b.

Os nossos resultados gerais revelam um baixo número de células B de memória específicas de auto-antigénio que são observadas juntamente com níveis elevados de células plasmáticas tanto no sangue periférico como nas glândulas salivares de doentes com ESP. Além disso, também demonstrámos uma correlação entre a expressão epitelial ductal de Ro52 e o nível de inflamação nas glândulas salivares de doentes com ESP. Através da aplicação do modelo NOD.B10.H2b, observamos uma acumulação de células plasmáticas de longa duração nas glândulas salivares parótidas e submandibulares do rato que coincide com as nossas observações nas glândulas salivares labiais inferiores dos doentes com ESP.

LISTA DE PUBLICAÇÕES

O trabalho de doutoramento explorado tem por base as seguintes publicações, que serão referidas no texto através da sua numeração romana (I-V)

I. **Aqrawi L.A.**, Skarstein K., Bredholt G., Brun J.G. & Brokstad K.A. Células B de memória específica de autoantigénio na síndrome de Sjögren primária. *Scand J Immunol* 75, 61-68 (2012)

II. **Aqrawi L.A.**, Brokstad K.A., Jakobsen K., Jonsson R. & Skarstein K. Low number of memory B cells in the salivary glands of patients with primary Sjögren's syndrome. *Autoimmunity* 45, 547-555 (2012)

III. **Aqrawi** LA, Skarstein K., Oijordsbakken G., & Brokstad KA Padrão de células B específicas de Ro52 e Ro60 nas glândulas salivares de pacientes com síndrome de Sjögren primária. *Clin Exp Immunol* 172, 228-237 (2013)

IV. **Aqrawi L.A.**, Kvarnström M, Brokstad KA, Jonsson R, Skarstein K & Wahren-Herlenius M. A expressão epitelial ductal de Ro52 está correlacionada com a inflamação nas glândulas salivares de pacientes com síndrome de Sjögren primária. *Clin Exp Immunol* 177, 244-252 (2014)

V. Szyszko E.A., **Aqrawi L.A.**, Jonsson R., Brokstad K.A. & Skarstein K. Células plasmáticas não-proliferantes detectadas nas glândulas salivares e na medula óssea de ratinhos NOD.B10.H2b auto-imunes, um modelo para a síndrome de Sjögren primária. *Autoimunidade* 49, 41-49 (2016)

ÍNDICE DE CONTEÚDOS

Inesquecível.....1

PREFÁCIO.....2

RESUMO.....3

LISTA DE PUBLICAÇÕES.....4

ÍNDICE DE CONTEÚDOS.....5

INTRODUÇÃO.....6

AIMS.....33

MATERIAIS E MÉTODOS.....34

RESUMO DOS RESULTADOS E GENERALIDADES.....48

DISCUSSÃO.....48

CONCLUSÕES.....59

PERSPECTIVAS FUTURAS.....60

AGRADECIMENTOS.....62

REFERÊNCIAS.....63

1 INTRODUÇÃO

1. 1 O SISTEMA IMUNITÁRIO

O sistema imunitário é frequentemente considerado como uma entidade que consiste numa rede organizada de diferentes camadas que trabalham em conjunto e interagem de forma a proteger o hospedeiro. Estes diferentes componentes comunicam com o ambiente externo e entre si de forma a iniciar uma resposta imunitária contra agentes patogénicos potencialmente nocivos, tais como vírus, bactérias, fungos, parasitas e toxinas[1]. Este sistema altamente avançado tenta proteger o hospedeiro de constituintes que são reconhecidos como estranhos, ao mesmo tempo que evita reacções ao próprio e a outros elementos externos não nocivos[2].

Em primeiro lugar, o sistema imunitário foi dividido em inato e adaptativo, que diferem no que diz respeito aos tempos de reação e à capacidade de gerar memória[3] (Figura 1).

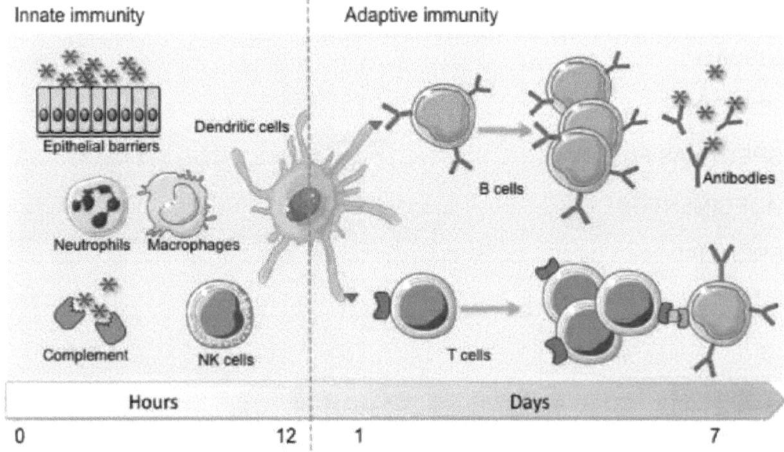

Figura 1. Componentes celulares da imunidade inata e adaptativa. A imunidade inata tem baixa especificidade e afinidade, mas reage poucas horas após uma infeção através da ativação de células fagocíticas (macrófagos e neutrófilos) e células natural killer (NK) através do reconhecimento de componentes bacterianos e virais comuns conservados. Por conseguinte, representa a primeira linha de defesa contra os micróbios. A resposta imunitária adaptativa desenvolve-se mais tarde, após a ativação dos linfócitos T e B pelas células dendríticas através de apresentação de antigénios no MHC. Este processo requer mais tempo, mas resulta numa resposta imunitária específica, em que as células dendríticas actuam como mediadores entre os sistemas imunitários inato e adaptativo. Além disso, a geração de memória das células T e B durante a imunidade adaptativa pode ajudar a montar uma resposta imunitária rápida em caso de infeção recorrente. A figura foi produzida utilizando o Servier Medical Art e inspirada em Abbas *et al*3.

1.1.1 Imunidade inata

O sistema imunitário inato é considerado a primeira linha de defesa do hospedeiro contra os agentes patogénicos, facilitando assim uma resposta imunitária rápida nos minutos a horas seguintes à infeção. Os componentes da imunidade inata incluem: (i) barreiras epiteliais entre o ambiente e o hospedeiro, incluindo a pele e as superfícies mucosas do trato gastrointestinal e respiratório; (ii) fagócitos, incluindo monócitos, macrófagos e neutrófilos e outras células imunitárias, como as células dendríticas, as células NK, os basófilos e os eosinófilos; e (iii) membros do sistema do complemento, péptidos antimicrobianos e citocinas[3].

Todos os constituintes da imunidade inata acima mencionados reconhecem os agentes patogénicos através dos seus receptores de reconhecimento de padrões que são gerados na linha germinal. Estes receptores têm, por conseguinte, uma diversidade limitada, sendo os receptores idênticos expressos em todas as células da mesma linhagem (não clonais). É por esta razão que o sistema imunitário inato é frequentemente referido como "não específico" e/ou ingénuo. Estes receptores de reconhecimento de padrões incluem os receptores do tipo Toll (TLR)[4,5], os receptores N-formil-metionil, os receptores de manose e os receptores scavenger. Estes receptores reconhecem e ligam padrões microbianos nas superfícies dos micróbios, também conhecidos como padrões moleculares associados a agentes patogénicos (PAMPs) e padrões moleculares associados ao perigo (DAMPs), que são essenciais para a sobrevivência dos micróbios. Para otimizar a proteção do hospedeiro, os 11 TLR descobertos até agora estão parcialmente localizados no interior da célula, nomeadamente no endossoma, onde reconhecem e ligam os ácidos nucleicos bacterianos fagocitados (ARN de cadeia simples e dupla e ADN), enquanto alguns TLR estão também localizados na superfície das células[6].

Os fagócitos da imunidade inata, ou seja, monócitos, macrófagos e neutrófilos, são responsáveis pela identificação, ingestão e destruição de bactérias, onde os micróbios fagocitados são mortos por enzimas lisossomais, espécies reactivas de oxigénio e espécies de azoto[7,8]. Além disso, ao encontrarem agentes patogénicos, estas células fagocíticas segregam citocinas pró-inflamatórias (por exemplo, TNF-α, IFN-α/β, IL-1, IL-6, IL-12) que levam à estimulação e maturação das células dendríticas[9]. Ao contrário de outros fagócitos, as células dendríticas são consideradas as mais eficazes das células apresentadoras de antigénios, uma vez que são capazes de apresentar antigénios em ambas as moléculas do complexo principal de histocompatibilidade (MHC) de classe I e MHC de classe II, levando à ativação de células T $CD8^+$ e $CD4^+$, respetivamente[10]. Isto resulta na subsequente ativação do sistema imunitário adaptativo. Entretanto, sabe-se que outros componentes celulares do sistema imunitário inato, como os eosinófilos, os basófilos e os mastócitos, eliminam os parasitas. Além disso, as células NK estão envolvidas na eliminação ou "matança" de células tumorais e de células infectadas por vírus, em que as células que não expressam moléculas MHC de classe I na sua superfície são identificadas pelas células NK e, consequentemente, eliminadas[11,12].

1.1.2 Imunidade adaptativa

Quando um agente patogénico consegue penetrar no sistema imunitário inato do hospedeiro, o sistema imunitário adaptativo é ativado. Embora esta resposta adaptativa demore mais tempo a atingir o seu potencial máximo (dias a semanas), continua a ser o mais especializado dos dois sistemas, com uma maior especificidade em relação ao agente patogénico encontrado, juntamente com a capacidade de gerar uma memória de células B e T que ajuda a montar uma resposta imunitária rápida em caso de infeção recorrente com os agentes patogénicos previamente encontrados[2].

As células mais importantes do sistema imunitário adaptativo são os linfócitos B e T, sendo que as células B têm origem principalmente na medula óssea, enquanto o desenvolvimento das células T começa no timo, daí as siglas "B" e "T". Outra explicação para o acrónimo "B" é o facto de estas células B terem sido descobertas pela primeira vez na galinha, no órgão bursa fabricius, onde a hematopoiese tem lugar neste organismo. A hematopoiese é o processo em que as diferentes células sanguíneas se desenvolvem a partir de células estaminais hematopoiéticas (do grego antigo "sangue" e "fazer"). Os mamíferos, de um modo geral, não parecem ter um órgão equivalente. Em vez disso, foi demonstrado que a medula óssea é o local da hematopoiese e do desenvolvimento das células B. Após o desenvolvimento na medula óssea e no timo, estes linfócitos B e T "naïves" migram para os órgãos linfóides secundários (gânglios linfáticos e baço), onde são activados. Existem duas linhagens principais de células T, nomeadamente as células T citotóxicas $CD8^+$ e as células T auxiliares e reguladoras

$CD4^+$. As células T $CD4^+$ reconhecem antigénios apresentados em moléculas MHC de classe II por células apresentadoras de antigénios, incluindo células dendríticas, o que faz com que sejam activadas. Posteriormente, as células T $CD4^+$ diferenciam-se em diferentes subclasses, incluindo as células T auxiliares Th1 e Th2, ambas produtoras de citocinas pró-inflamatórias. O subgrupo Th1 produz interleucina-2 (IL-2) e interferão-γ (IFN-γ) e, por sua vez, desencadeia a fagocitose dos antigénios pelos macrófagos, enquanto o subgrupo Th2 segrega IL-4, IL-5, IL-13 e IL-25 e resulta na ativação das células B e na produção de anticorpos[3]. Ao contrário das células T $CD4^+$, as células T citotóxicas $CD8^+$ reconhecem os antigénios apresentados pelos agentes patogénicos nas moléculas MHC de classe I e, por sua vez, desencadeiam mecanismos apoptóticos nas células infectadas[13,14]. Por outro lado, as células T reguladoras (Tregs) são consideradas supressoras, uma vez que estão envolvidas na manutenção da tolerância aos auto-antigénios e produzem citocinas anti-inflamatórias como a IL-10, IL-35 e TGF-β[15,16].

Para ativar as células T naïve em células T efectoras são necessários três sinais[17] (i) presença de um péptido na molécula MHC; (ii) expressão da molécula co-estimuladora B7 (CD80/CD86) na célula apresentadora de antigénio, que é reconhecida pelo CD28 na célula T; e (iii) secreção de citocinas estimuladoras pela célula apresentadora de antigénio (por exemplo, IL-12). No entanto, a molécula B7 na célula apresentadora de antigénio não só é reconhecida pelo CD28 na célula T, como também pode ligar-se ao antigénio 4 dos linfócitos T citotóxicos (CTLA-4), que pertence aos receptores inibitórios das células T, podendo assim resultar na inibição das respostas das células T[18]. É por isso que o resultado da apresentação do antigénio à célula T depende da manutenção de um equilíbrio entre estas moléculas estimuladoras e inibidoras. Uma vez activadas, estas células T diferenciam-se em células T efectoras ($CD4^+$, $CD8^+$, Tregs) e células T de memória que entram na circulação e podem migrar para os tecidos periféricos[3].

Embora as células B conduzam a parte humoral da imunidade adaptativa, são as produtoras de anticorpos e também são capazes de apresentar antigénios. Neste caso, o recetor da célula B captura o antigénio solúvel e, em seguida, o antigénio internalizado é processado e apresentado na molécula MHC de classe II à célula T $CD4^+$. Segue-se a ligação da célula T $CD4^+$ à molécula MHC de classe II, que, por sua vez, desencadeia sinais co-estimulatórios mediados pelo ligando CD40 e por citocinas efectoras das células B (por exemplo, IL-2, IL-4, IL-6, IL-12, TNF-α, IFN-γ) que resultam na ativação das células B[19-21]. Além disso, embora a ativação de células por TLR seja considerada parte da imunidade inata, a ativação de células B também pode ocorrer através da ligação dos seus TLRs a ligandos antigénicos. Um exemplo disto é a ligação do TLR9 das células B (no endossoma) ao ADN bacteriano internalizado contendo CpG[22]. Independentemente do meio de ativação, uma vez activadas, as células B diferenciam-se em células B de memória específicas para o antigénio, para além de plasmócitos secretores de anticorpos de curta e longa duração, que são o foco deste trabalho de tese de doutoramento e que, por isso, serão discutidos mais detalhadamente nas secções seguintes.

1.2 DESENVOLVIMENTO DAS CÉLULAS B

Antes do nascimento, o desenvolvimento das células B ocorre no fígado fetal, onde se transformam em células B1. Entretanto, durante o desenvolvimento fetal, as células estaminais pluripotentes migram do fígado para a medula óssea à medida que os ossos se desenvolvem. Estas células B recém-produzidas na medula óssea desenvolvem-se então numa nova linhagem de células B, nomeadamente as células B B2. Depois de se desenvolverem na medula óssea, estas células B2 B migram para a periferia, onde se diferenciam ainda mais após a ativação em órgãos linfóides secundários. O primeiro passo do desenvolvimento das células B na medula óssea ocorre quando a célula B se desenvolve inicialmente numa célula pro B que exprime o marcador de superfície CD19. Segue-se um processo conhecido como rearranjo VDJ, que permite à célula pro B reorganizar os seus segmentos de genes de imunoglobulina (Ig) de diversidade variável (V) e de junção (D) para formar um recetor de células pré-B que consiste numa cadeia pesada e numa cadeia leve[23]. Isto resulta em diversidade de combinações seguida de diversidade de junções, em que a recombinação de segmentos de genes V, D e J permite uma enorme diversidade na especificidade do recetor de células B. Quando a formação da cadeia pesada do recetor de células B é bem sucedida, segue-se a produção da cadeia leve. Combinadas, a cadeia pesada e a cadeia leve formam então a IgM ligada à membrana, uma vez que a expressão do marcador de superfície CD20 se torna agora mais elevada. Nesta fase, a célula B é designada por "imatura".

No entanto, antes de a célula B imatura poder sair da medula óssea e migrar para a periferia, tem de passar primeiro por vários pontos de controlo para garantir que esta célula B recém-desenvolvida não é auto-reactiva, um processo designado por tolerância central[24-26] (explorado mais detalhadamente no segmento 1.3.1). Durante esta fase de desenvolvimento, o marcador de superfície IgD também é regulado positivamente. As células B maduras que coexpressam IgM e IgD estão agora prontas para deixar a medula óssea, migrar para os órgãos linfóides secundários e encontrar os seus antigénios para se diferenciarem em células B de memória e em células plasmáticas produtoras de anticorpos. A maturação do subconjunto B2 de células B consiste em cinco fases de desenvolvimento, designadas por Bm1, Bm2, Bm3, Bm4 e Bm5. Esta fase do desenvolvimento das células B que envolve a maturação da medula óssea é frequentemente referida como a fase Bm1. A Figura 2 apresenta uma ilustração esquemática que fornece uma visão geral do desenvolvimento das células B.

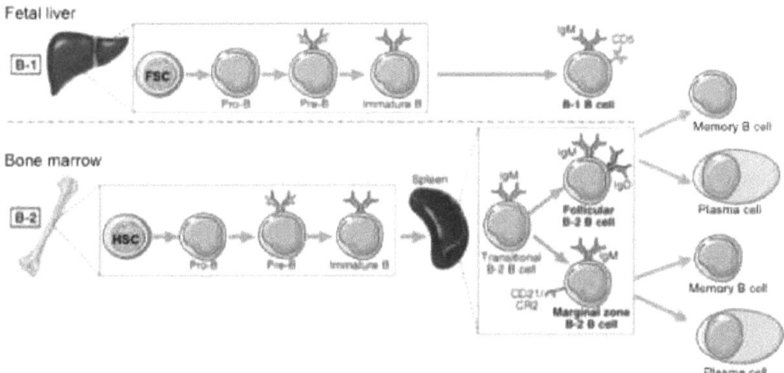

Figura 2. As diferentes fases de maturação das células B. O subconjunto B1 de células B tem origem no fígado fetal. O desenvolvimento do subconjunto B2 de células B tem origem na medula óssea, seguido de migração e ativação em órgãos linfóides secundários, onde as células B maduras se diferenciam em células B de memória e células plasmáticas. A figura foi produzida com Servier Medical Art e adaptada de Abbas *et al*[3].

1.2.1 Órgãos linfóides secundários e formação de centros germinativos

Os órgãos linfóides secundários incluem o baço e os gânglios linfáticos, que consistem em folículos que contêm zonas de células B e zonas de células T onde as células B e as células T residem e se diferenciam, formando por sua vez estruturas conhecidas como centros germinais. Uma vez no órgão linfoide periférico, a célula B pode encontrar o seu antigénio e migrar para a zona de células T. Aqui, a célula B de transição Bm1 é activada após a ligação do CD40 da célula B ao ligando CD40 da célula $CD4^{+}$ Th2[27]. A célula B activada migra depois para o centro germinativo (fase de desenvolvimento Bm2), onde continua a proliferar e as células B em diferenciação formam a zona escura do centro germinativo (fase de desenvolvimento Bm3). Além disso, nesta fase também ocorrem alterações no locus *de Ig* da célula B. Estas alterações envolvem tanto hipermutações somáticas no locus como recombinação de comutadores de classe de isótipos, dois processos que são regulados pela enzima citidina desaminase induzida por ativação (AID)[28]. Durante as hipermutações somáticas, são induzidas alterações na região variável do recetor de células B com o objetivo de aumentar a afinidade de ligação do recetor de células B ao antigénio. Segue-se a migração da célula B para a zona clara do centro germinal e a apresentação do antigénio pelo recetor Fc das células dendríticas foliculares ao BCR da célula B (fase Bm4 do desenvolvimento)[29]. Este é um ponto de controlo em que o reconhecimento de alta afinidade do antigénio pelo recetor da célula B leva à seleção dessa célula B específica e à sua sobrevivência[30]. Entretanto, as células B com baixa afinidade no seu recetor de células B que não conseguem ligar-se fortemente ao antigénio apresentado pela célula dendrítica folicular sofrem apoptose e são eliminadas[31].

A região não variável da cadeia pesada, por outro lado, pode sofrer uma mudança de classe de isótipos. Trata-se de um processo irreversível de recombinação do ADN em que as células B mudam de isótipo para produzir anticorpos com cadeias pesadas de diferentes classes, incluindo IgG, IgA e IgE. O ambiente de citocinas fornecido pelas células T $CD4^{+}$ é o principal fator determinante do isótipo induzido. Mais precisamente, a IL-4 estimula a produção de IgG4 e IgE, a IL-10 induz IgG1-3 e IgA, enquanto a IL-21 promove IgE[32-36]. Em geral, os vírus e as bactérias levam à mudança de classe de IgG, os protozoários induzem a produção de IgE, enquanto a IgA é produzida para proteção intercedida sobre as membranas mucosas. Além disso, também se demonstrou que uma série de factores estimulantes induzem a mudança de classe, incluindo o ligando CD40, o fator de ativação das células B (BAFF), um ligando indutor de proliferação (APRIL), TLR3, 4, 8 e 9[37-44].

Depois de sobreviver ao processo do centro germinal, a célula B continua a desenvolver-se numa célula B de memória ou numa célula plasmática (fase de desenvolvimento Bm5). A Figura 3 ilustra as reacções do centro germinal e a ativação das células B dependente das células T $CD4^+$.

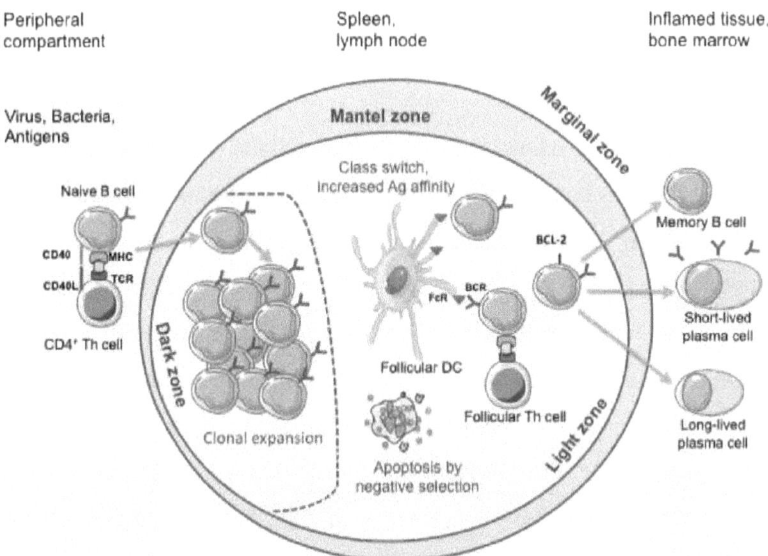

Figura 3. Reacções do centro germinal e ativação das células B dependente das células T. No bordo de um folículo primário no tecido linfoide secundário, a célula B é activada por uma célula T auxiliar, migra para o centro germinal e prolifera, formando a zona escura. Segue-se uma hipermutação somática nos genes variáveis de Ig das células B em proliferação e a sua migração para a zona clara, onde encontram células dendríticas foliculares que apresentam antigénio às células B. As células B com a afinidade mais elevada no seu recetor de Ig são selecionadas para sobreviver, sofrem recombinação de comutação de classe isotípica na sua cadeia não variável de Ig e diferenciam-se ainda mais em células B de memória ou em células plasmáticas secretoras de anticorpos. A figura foi produzida utilizando a Arte Médica Servier, adaptada da Dra. Lilian Vasaitis, e inspirada por Abbas *et al*[3].

1.2.2 Genética do desenvolvimento de células B de memória e de células plasmáticas

As células B que completam com sucesso a reação do centro germinal desenvolvem-se numa célula B de memória ou num plasmócito secretor de anticorpos. O principal papel de uma célula B de memória é proliferar rapidamente e diferenciar-se numa célula plasmática após reencontro e reestimulação com o seu antigénio específico. Assim, a infeção primária no hospedeiro é "recordada" e uma segunda resposta imunitária rápida pode ser montada quando necessário. Estas células B de memória sofreram hipermutações somáticas aquando do encontro inicial com o antigénio e, na maioria dos casos, também mudaram de classe. Durante um segundo encontro com o mesmo antigénio, estas células B de memória específicas do antigénio serão submetidas a uma maturação por afinidade através de novas hipermutações somáticas, em que algumas também se desenvolverão em células plasmáticas[3]. Sabe-se que as células B de memória sobrevivem no hospedeiro durante longos períodos de tempo (até mesmo tanto quanto o hospedeiro)[45]. Embora se saiba que a medula óssea é o local de origem das células B de memória[46], estas células também se encontram na periferia e podem recircular entre os órgãos linfóides secundários do hospedeiro através da corrente sanguínea enquanto procuram os seus antigénios específicos[47].

Para além da memória, as células B maduras podem também desenvolver-se em blastos de plasma que ainda expressam receptores de antigénio ligados à superfície. Mais tarde, estes dão origem a células plasmáticas profissionais produtoras de anticorpos que podem segregar até vários milhares de anticorpos por segundo! A diferenciação de células B maduras em células plasmáticas resulta de alterações na expressão genética de determinados factores reguladores nestas células[48]. Mais precisamente, ocorre uma regulação positiva do fator de transcrição B lymphocyte-induced maturation protein 1 (Blimp-1)[49]. Blimp-1 está normalmente sob forte repressão por inibidores de plasmócitos, incluindo a proteína 6 do linfoma de células B (Bcl-6) e a Paired box protein 5 (Pax-5)[50]. Esta repressão é eliminada quando a ativação do NF-κB leva à indução do fator regulador do interferão (IRF) 4 e à subsequente regulação negativa dos inibidores supressores das células plasmáticas[51]. A regulação positiva de Blimp-1 que resulta deste processo transforma a célula B de um plasma blastos não secretor numa célula plasmática altamente especializada com um retículo endoplasmático (RE) bem desenvolvido[52]. De forma mais concisa, Blimp-1 promove a produção de X-box binding protein 1 (Xbp-1), que permite a expansão do RE, melhorando assim a tolerância da célula à síntese de proteínas em grande escala e à secreção de anticorpos[53,54].

Os plasmócitos totalmente desenvolvidos podem ser de curta duração, permanecendo em circulação durante semanas, ou de longa duração, que se alojam nos órgãos linfóides secundários, nos tecidos inflamados e, mais importante ainda, na medula óssea, onde podem sobreviver durante décadas, dado o microambiente correto e a presença de nichos de sobrevivência[55-58]. A sobrevivência dos plasmócitos depende ainda da capacidade de migração destas células para os nichos de sobrevivência, onde foi demonstrado que as células estromais da medula óssea interagem com receptores na superfície dos plasmócitos e fornecem todos os sinais necessários para a sobrevivência dos plasmócitos[59,60]. Este subconjunto de células plasmáticas de vida longa é único na sua capacidade de produzir anticorpos apesar da estimulação antigénica[61]. Além disso, devido à sua longa duração de vida, os plasmócitos de longa duração contribuem também, de certa forma, para a memória imunológica da imunidade humoral[62].

1.2.3 Caracterização dos subgrupos de células B e dos seus marcadores de superfície

As células B são normalmente identificadas pela sua expressão do marcador de superfície **CD19**[63]. Este marcador é também conhecido como o marcador geral de células B na superfície das células B desde a fase de células pro B até à fase de ativação, em que é expresso tanto em plasmócitos de vida curta como de vida longa. Outro marcador comum das células B é o **CD20**, também expresso no início do desenvolvimento das células B quando estas atingem o estádio "imaturo" antes de saírem da medula óssea[64,65]. No entanto, embora o CD20 esteja presente nas células B de memória, a sua regulação é reduzida quando a célula B é activada e, por conseguinte, está ausente da superfície dos blastos plasmáticos e das células plasmáticas de vida curta e longa. No entanto, tanto o CD19 como o CD20 são componentes do recetor das células B. Além disso, **o CD24** é normalmente expresso em quase todas as células B, promovendo a proliferação dependente de antigénio, mas impede a ativação em células plasmáticas[3]. Os diferentes subconjuntos de células B são também identificados pela expressão de marcadores de superfície de células B adicionais distintos que serão explorados mais adiante nesta secção.

Células B1 B

As células B1 desenvolvem-se no fígado fetal do hospedeiro antes do nascimento. Caracterizam-se pela expressão do marcador de superfície **CD5** e crê-se que se auto-renovam e têm uma vida longa. Dão origem aos chamados anticorpos naturais, que participam na primeira linha de defesa do hospedeiro. Estes anticorpos são independentes das células T e são da classe **IgM**. Por conseguinte, não sofrem mudança de classe ou maturação de afinidade, mas reconhecem moléculas de superfície patogénicas gerais[3].

Células B de transição

Durante o desenvolvimento das células B B2 na medula óssea, inicia-se a expressão do recetor BAFF. Depois de deixarem a medula óssea, a sobrevivência destas células B imaturas na periferia depende de sinais gerados por BAFF (ligando o recetor BAFF), permitindo assim que as células B imaturas se desenvolvam primeiro em células B de transição-1 e depois em células B de transição-2. Este subconjunto de células B caracteriza-se pela expressão dos marcadores de superfície **IgM**, **IgD** e do **recetor BAFF**[66]. A sobreexpressão do recetor BAFF resulta na diferenciação destas células B transicionais-2 em células B da zona marginal e foliculares. Foi demonstrado, no entanto, que a sobreexpressão do ligando do recetor BAFF (BAFF) pode levar à geração de células B de transição auto-reactivas e, consequentemente, levar à quebra da tolerância[67].

Células B da zona marginal

As células B da zona marginal estão presentes na zona marginal do baço, daí o seu nome, e são caracterizadas pela expressão do marcador de superfície **CD21** (também conhecido como recetor do complemento 2 ou CR2). Estas células são capazes de comunicar diretamente com células apresentadoras de antigénios, incluindo macrófagos e células dendríticas, e, por sua vez, são capazes de dar origem a respostas *independentes das* células T através do envolvimento do TLR9[68]. À semelhança das células B1, as células B da zona marginal têm uma diversidade limitada e produzem a classe de anticorpos **IgM**. É por esta razão que as células B da zona marginal desempenham um papel fundamental nas respostas primárias aos antigénios, onde podem proliferar rapidamente em células plasmáticas de curta duração secretoras de IgM e induzir a produção de citocinas[3].

Células B foliculares

A maioria das células B maduras naïves são células B foliculares que ainda não encontraram o seu antigénio. Sofrem um rearranjo VDJ e co-expressam **IgM** e **IgD** ligadas à membrana na sua superfície. Esta co-expressão confere a estas células B maduras a possibilidade de recircularem e residirem em órgãos linfóides secundários periféricos. Para serem activadas, necessitam de estimulação antigénica e, por conseguinte, de colaboração com células dendríticas e células T auxiliares $CD4^+$ na periferia[3].

Células B do centro germinal

Depois de a célula B encontrar o seu antigénio no tecido linfoide secundário, pode migrar para a zona das células T, onde as células B formam um centro germinativo com as células T. Aqui ocorrem tanto as hipermutações somáticas no locus como a recombinação do interrutor da classe de isótipos, tal como explicado na secção anterior[28]. Depois de sobreviver à reação do centro germinativo, a célula B continua a desenvolver-se numa célula B de memória ou num plasmócito secretor de anticorpos de curta ou longa duração (Figura 3).

Células B de memória

As células B de memória têm a capacidade de proliferar rapidamente e de se diferenciar em plasmócitos secretores de anticorpos após nova estimulação com o seu antigénio específico, de uma forma independente das células T. Caracterizam-se pela expressão do marcador de superfície **CD27**[69]. Além disso, as células B de memória que ainda não sofreram mudança de classe também expressam IgM e IgD, enquanto estes dois marcadores de superfície estão ausentes nas células B de memória com mudança de classe[70,71].

Explosões de plasma

Os blastos plasmáticos são considerados a fase prévia das células plasmáticas. Distinguem-se pela expressão dos marcadores de superfície **CD38** e **CD27**, para além da **IgD**[65]. Este subgrupo de células B é conhecido por ser altamente proliferativo e migratório, duas caraterísticas que diminuem quando se transformam em plasmócitos. Nestes blastos plasmáticos ocorre uma regulação positiva gradual de Blimp-1 à medida que amadurecem gradualmente em células plasmáticas secretoras de anticorpos[49,53,54].

Plasmócitos de curta duração

O subconjunto de plasmócitos de vida curta surge normalmente no início de uma resposta imunitária ou desenvolve-se a partir de células B da zona marginal. Tal como os blastos de plasma, os plasmócitos de vida curta também se caracterizam pela expressão dos marcadores de superfície **CD38** e **CD27**, mas não têm expressão de superfície de IgD[65,72]. Para além disso, **o CD138** (também referido como Syndecan-1) é considerado o marcador geral das células plasmáticas e está presente tanto no subconjunto de células plasmáticas de vida curta como de vida longa[73].

Plasmócitos de longa duração

O subconjunto de plasmócitos de longa duração é normalmente derivado da reação do centro germinal, onde estas células secretoras de anticorpos de classe comutada migram para a medula óssea e são capazes de continuar a produzir anticorpos durante anos, mesmo depois de o antigénio ter sido eliminado, dado o microambiente adequado[55-57]. À semelhança do subgrupo de vida curta, os plasmócitos de vida longa também se distinguem pela expressão dos marcadores de superfície **CD138** e **CD27**, embora não possuam IgD[72,73]. No entanto, o CD38 está ausente neste subgrupo de células secretoras de anticorpos de longa duração.

Células reguladoras B

Tal como o subconjunto de células T que têm propriedades reguladoras e podem moderar as respostas imunitárias, existe um subconjunto de células B reguladoras que foram caracterizadas pela expressão **de CD25** e pela produção da citocina anti-inflamatória IL-10[74]. Este subconjunto de células B produtoras de IL-10 é de particular importância em modelos auto-imunes[75,76].

Uma visão geral dos subconjuntos de células B que foram abordados nesta tese de doutoramento e os seus consequentes marcadores de superfície durante as diferentes fases de desenvolvimento estão ilustrados na Figura 4.

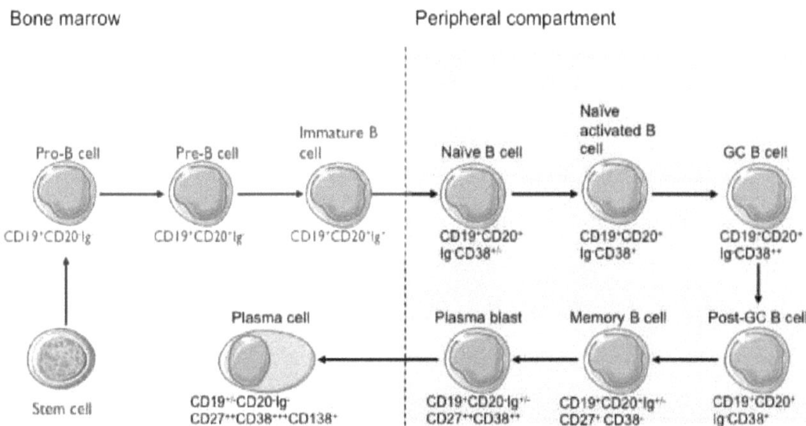

Figura 4. Diferenciação das células B e expressão dos marcadores de superfície. O marcador geral de células B CD19 está presente em todos os subconjuntos de células B a partir da fase de células pro B, enquanto o CD20 é expresso a partir da fase de desenvolvimento das células B "imaturas" até à formação de células B de memória e está ausente nos plasmócitos secretores de anticorpos. O CD27 está presente nas células B de memória, nos blastos de plasma e nos plasmócitos. O CD38 é expresso quando se atinge a fase de desenvolvimento de blastos plasmáticos e está também presente no subconjunto de plasmócitos de vida curta, mas torna-se desregulado quando estes se desenvolvem em plasmócitos de vida longa. O marcador geral de plasmócitos é o CD138, presente tanto nos plasmócitos secretores de anticorpos de vida curta como de vida longa, estando por isso ausente nos blastos de plasma. A figura foi produzida utilizando Servier Medical Art e adaptada de Edwards e Cambridge, Nature Reviews Immunology 2006[77].

1.3 AUTO-TOLERÂNCIA E AUTO-IMUNIDADE

1.3.1 Tolerância imunológica

Uma caraterística importante do desenvolvimento das células B e T é a erradicação das células que reagem a si próprias e que podem constituir uma ameaça potencial para o hospedeiro[78]. Este conceito é conhecido como auto-tolerância e compreende tanto a tolerância *central* como *a periférica*[3,79,80]. No caso das células B, a tolerância central tem lugar na medula óssea, onde as células B imaturas que reconhecem auto-antigénios alteram a sua especificidade através da edição do recetor, expressando assim uma nova cadeia leve de Ig[81,82]. Se, por sua vez, a edição do recetor não conseguir eliminar a auto-reatividade, as células B imaturas podem ser eliminadas. Quanto às células T, a tolerância central tem lugar no timo, onde as células T imaturas que reconhecem os auto-antigénios são eliminadas ou se desenvolvem em células T reguladoras (um processo que requer IL-2 e o fator de transcrição FoxP3)[80,83].

A tolerância periférica inclui mecanismos como a anergia, a deleção ou a imunossupressão. A anergia é frequentemente definida como um estado de "falta de reação" que não envolve a morte celular. Neste caso, a célula ou não é estimulada de todo, ou sofre uma estimulação incompleta. As células T anérgicas são o resultado do reconhecimento de auto-antigénios (apresentados por células apresentadoras de antigénios em moléculas MHC de classe I), enquanto o segundo sinal coestimulador (normalmente fornecido pela ligação de B7 na célula apresentadora de antigénios a CD28 na célula T) é bloqueado pelo envolvimento de B7 com receptores inibidores de células T (por exemplo, CTLA-4)[84]. As células B também podem sofrer um estado de anergia quando reconhecem auto-antigénios no tecido periférico na ausência de células T auxiliares $CD4^+$. As células B e T auto-reactivas também podem ser eliminadas na periferia, quer por sobreexpressão de proteínas pró-apoptóticas, quer por morte celular induzida pela ativação. Esta última envolve tanto o Fas como o ligando Fas, em que as células B sofrem apoptose após a ligação do Fas

(recetor na célula B) ao ligando Fas (na célula T folicular), enquanto as células T activadas da mesma coorte são eliminadas pela co-expressão e ligação de Fas e ligando Fas[85]. Outra forma de tolerância periférica envolve a supressão imunitária através de células reguladoras T $CD4^+$ $CD25^+$ [86] ou células reguladoras B $CD25^+$, e a secreção de citocinas anti-inflamatórias por estas células, incluindo IL-10[87,88].

1.3.2 Autoimunidade e doenças auto-imunes

Apesar da capacidade eficiente do sistema imunitário para eliminar as células B e T auto-reactivas através da tolerância central e periférica, por vezes não consegue distinguir o que é próprio do que não é próprio, um conceito conhecido como autoimunidade[89]. Este é um estado em que o sistema imunitário do hospedeiro inicia uma resposta imunitária contra as suas próprias células, tecidos e proteínas. Estas reacções auto-imunes são específicas do antigénio e envolvem a presença de linfócitos auto-reactivos[90]. A maioria dos indivíduos tem alguma forma de linfócitos auto-reactivos sem quaisquer sinais clínicos aparentes. No entanto, os processos auto-imunes podem levar ao desenvolvimento de doenças auto-imunes em alguns casos, afectando aproximadamente 5% da população mundial[91].

As doenças auto-imunes são consideradas como específicas de um órgão, como no caso da diabetes tipo I e da miastenia gravis, ou sistémicas, como por exemplo a artrite reumatoide (AR), o lúpus eritematoso sistémico (LES) e a síndrome de Sjögren (SS)[92,93]. É interessante notar que as mulheres são mais propensas à maioria das doenças auto-imunes, especialmente no caso do LES e da SS, em que 90% das pessoas afectadas são do sexo feminino[94,95]. Foi sugerido que as hormonas sexuais e os efeitos de dosagem genética dos genes do cromossoma X podem estar envolvidos[96-99]. Outros genes associados à SS incluem *IRF5*, *STAT4* e outros genes que estão envolvidos nas respostas imunitárias inatas e adaptativas[100-104]. Além disso, estudos recentes de registos suecos e noruegueses expuseram vários polimorfismos de nucleótido único (SNPs) no locus da linfotoxina α, linfotoxina β, TNF (LTA/LTB/TNFa) que conduzem a alterações de aminoácidos associadas à SS primária (pSS)[105].

1.4 SÍNDROMA DE SJÖGREN

A SS é uma doença autoimune reumática sistémica que afecta a função glandular exócrina, sendo as glândulas salivares e lacrimais os principais locais de inflamação[106]. Aqui, observa-se uma infiltração focal progressiva de células mononucleares no epitélio glandular, levando à disfunção glandular. Outros locais de inflamação podem também incluir glândulas da pele, do trato gastrointestinal e genital, bem como dos pulmões e dos rins[107,108]. Os doentes com SS sofrem frequentemente dos sintomas comuns de boca seca e olhos secos (xerostomia e ceratoconjuctivite seca), para além dos sintomas gerais de inflamação sistémica, tais como fadiga, dores musculares e articulares, febre baixa e depressão clínica.

A SS pode existir por si só, ou seja, a ESP, ou como secundária (SS) em combinação com outras doenças reumáticas auto-imunes, mais frequentemente a AR e o LES[109,110]. Além disso, aproximadamente um terço dos doentes com ESP desenvolve manifestações extra-glandulares, incluindo diferentes manifestações cutâneas, artrite, leucopenia e vasculite. Quando classificada de acordo com os Critérios de Consenso Americano-Europeu (AECC)[(111)], a prevalência da ESP na população em geral é muito baixa. Afecta sobretudo mulheres pós-menopáusicas, com um rácio de 9:1 entre mulheres e homens e um pico de incidência aos 40-50 anos de idade. Tal como noutras doenças auto-imunes, a causa da SS permanece desconhecida. No entanto, tem sido sugerido que a predisposição genética, os factores hormonais e os agentes virais, como o vírus Epstein-Barr e os retrovírus, podem ser potenciais desencadeadores do desenvolvimento da doença[112,113].

1.4.1 Células B circulantes na síndrome de Sjögren

Muitas caraterísticas da ESP sublinham o papel importante das células B na patogénese da doença. Por exemplo, os doentes com ESP produzem níveis elevados de auto-anticorpos circulantes que têm como alvo os auto-antigénios SSA (Ro52 e Ro60) e SSB (La48)[114,115]. Esta situação é observada em cerca de 70% dos doentes e foi recentemente demonstrado que os auto-anticorpos podem ser detectados nos doentes muito antes do início dos sintomas (a partir dos 18 anos)[116]. Outros auto-anticorpos incluem o fator reumatoide (FR), os anticorpos anti-nucleares (ANA) e os anticorpos anti-recetor M3 da acetilcolina muscarínica[117-120]. Além disso, a hiperatividade das células B na ESP pode também resultar em hipergamaglobulinemia, com níveis aumentados de IgG nos soros dos doentes[121]. Curiosamente, os doentes com ESP apresentam uma alteração caraterística nos seus subconjuntos de células B periféricas circulantes, onde se observam frequências reduzidas de células B de memória $CD27^+$

em combinação com níveis aumentados de células B naïve e plasmócitos[122-124]. Além disso, foi também descrito um aumento da população de células B CD5$^+$ [125]. No entanto, ainda não é claro se a ativação das células B é uma causa primária ou um efeito secundário na SS[126].

1.4.2 Envolvimento das glândulas salivares e patogénese da doença

A inflamação crónica focal na glândula salivar dos doentes com ESP resulta normalmente da infiltração e acumulação de células mononucleares, tais como células B, células T, plasmócitos de vida curta e longa, macrófagos e células dendríticas[127,128] (Figura 5).

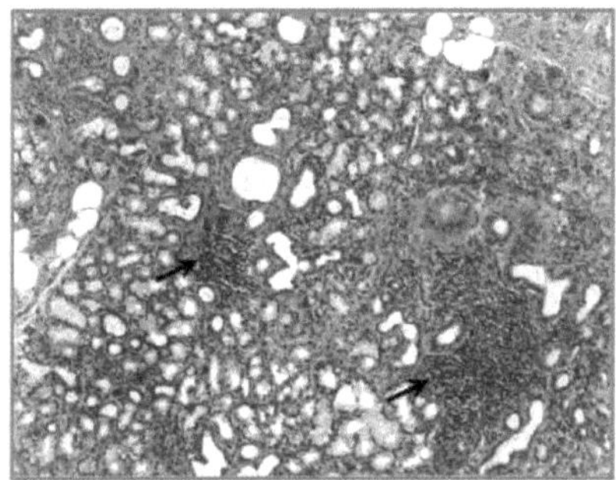

Figura 5. Glândula salivar menor labial inferior de um doente com ESP. Secção da glândula salivar menor corada com hematoxilina e eosina (H&E) que mostra infiltrados focais de células mononucleares de> 50 células/mm^2 indicados com uma seta. Este doente tem um valor de pontuação de foco de 1.

Estas células infiltrantes são, em alguns casos, capazes de se organizarem em áreas (zonas) de células B e T, onde as células B infiltrantes no tecido da glândula salivar constituem aproximadamente 20% da infiltração total de células mononucleares[129,130]. Isto pode, por sua vez, resultar na formação de estruturas linfóides terciárias, referidas como estruturas ectópicas semelhantes a centros germinais, no local da inflamação[131-134]. Estruturalmente, estes centros germinativos ectópicos na glândula salivar parecem semelhantes aos centros germinativos convencionais observados nos órgãos linfóides secundários, mas a existência de uma semelhança funcional entre os dois requer ainda mais estudos[135]. Estruturas ectópicas semelhantes também foram detectadas noutras doenças auto-imunes, como a AR, onde reacções semelhantes a centros germinativos no tecido sinovial levam à produção de células plasmáticas secretoras de FR[136,137]. Na ESP, no entanto, foram detectados plasmócitos locais produtores de auto-anticorpos no tecido inflamado[138,139].

Outra consequência importante da acumulação de células B nos tecidos-alvo dos doentes com ESP é o desenvolvimento de linfoma não-Hodgkin em alguns casos[128,140,141]. Isto depende do facto de a ativação policlonal das células B evoluir para uma expansão oligoclonal ou monoclonal das células B, em que a proliferação de células B é derivada de alguns ou de um único clone(s) durante a progressão da doença, respetivamente. Isto pode, por sua vez, levar a uma malignidade linfoide, principalmente linfomas de zona marginal de baixo grau[142]. Na realidade, a prevalência estimada de linfomas malignos na ESP foi considerada cerca de 6 a 15 vezes mais elevada nos doentes com ESP do que na população em geral, com uma possível relação com a formação das estruturas ectópicas semelhantes a centros germinativos no local da inflamação[142,143].

Para além dos infiltrados de células mononucleares, as células epiteliais da glândula salivar também desempenham um papel vital na patogénese da doença, uma vez que são capazes de expressar factores necessários à migração, ativação, manutenção e sobrevivência das células B[144-146]. Consequentemente, várias citocinas pró-inflamatórias são geralmente sobre-expressas na ESP, tais como IL-1β, TNF-α e IL-6[147,148]. Além disso, em relação ao desenvolvimento das células B, os novos membros da família do TNF, BAFF e APRIL, e os seus receptores (recetor BAFF, BCMA e TACI) têm sido cuidadosamente explorados para determinar o seu possível papel na patogénese da ESP[39,149,150]. Foi demonstrado que níveis elevados de BAFF circulante em doentes com SS se correlacionavam com a produção de auto-anticorpos nestes indivíduos[67,151]. Além disso, foram detectadas células que expressam BAFF nas glândulas salivares de doentes com SS e associadas a apoptose atenuada, em que o excesso de BAFF "resgata" as células B autoreactivas da eliminação periférica e inibe a apoptose mediada pelo recetor de células B[67,152,153]. Isto, por sua vez, resulta na acumulação de células B auto-reactivas e permite-lhes entrar nos nichos "proibidos" da zona folicular e marginal, onde são propensas a ser activadas.

1.4.3 O autoantigénio Ro52

A Ro52, também conhecida como TRIM21, foi reconhecida pela primeira vez na reumatologia como um auto-antigénio na ESP e no LES, onde a produção de auto-anticorpos contra a Ro/SSA foi demonstrada desde o final da década de 1960[154,155]. Mais tarde, foi referido que o autoantigénio Ro/SSA parece consistir em duas proteínas distintas com um tamanho de aproximadamente 52 e 60 kDa, respetivamente[156]. Por conseguinte, as proteínas foram designadas Ro52 e Ro60. Embora o termo Ro52 seja habitualmente utilizado em autoimunidade quando se discutem os auto-anticorpos, no contexto das funções celulares o nome oficial do gene e da proteína é TRIM21, uma vez que pertence à família de proteínas TRIpartite Motif (TRIM)[157].

As proteínas TRIM estão envolvidas em respostas imunitárias inatas e anti-virais, para além de terem como alvo certas moléculas que estão envolvidas na proliferação celular, sobrevivência e apoptose. São E3 ubiquitina ligases dependentes de RING que demonstraram atuar no processo de ubiquitinação[158]. Trata-se de uma modificação pós-traducional, um processo que rotula as proteínas para degradação, tráfico e ativação[156,159,160], o que, por sua vez, permite às células eucarióticas controlar processos biológicos importantes[161]. Estruturalmente, as proteínas TRIM contêm um gene novo realmente interessante (RING) e um motivo B-box no seu terminal N, seguidos de um domínio coiled-coil e de uma região variável B30.2 (PRYSPRY) na extremidade C-terminal[162]. Neste caso, o domínio N-

terminal da proteína contém o seu sítio ativo, enquanto o terminal C medeia a especificidade (Figura 6).

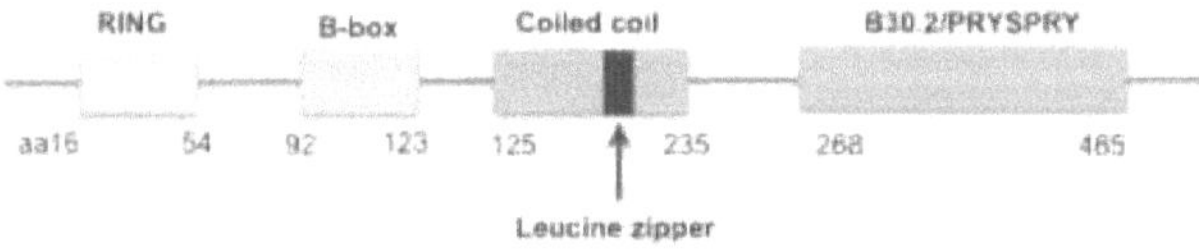

Figura 6. Os domínios estruturais da proteína Ro52/TRIM21. O N-terminal da proteína contém as suas regiões enzimaticamente activas, também conhecidas como domínios RING e B-box, seguidas da bobina enrolada. No terminal C está situada a região B30.2 (PRYSPRY). A figura foi adaptada de Oke V *et al*[163].

A Ro52 é uma proteína intracelular localizada predominantemente no citoplasma e demonstrou ter um papel regulador na inflamação, uma vez que se verificou que ubiquitina os factores reguladores do interferão (IRF) 3, 5, 7 e 8. Esta ubiquitinação modifica a atividade transcricional dos IRF supramencionados, o que resulta num aumento da produção de citocinas pró-inflamatórias, incluindo IL-12/IL-23p40, TNF, IL-6 e IFN de tipo I[150,156,159,164-169]. Curiosamente, os doentes com SS parecem ter especificidades de auto-anticorpos contra diferentes epítopos da proteína Ro52, incluindo os seus domínios RING, B-box e coiled-coil[170,171]. [25]

1.4.4 Critérios de classificação e diagnóstico

O diagnóstico dos doentes com SS envolve a aplicação de um conjunto de critérios de classificação que foram inicialmente desenvolvidos para coortes de investigação e que são atualmente utilizados na prática clínica. Uma vez que estes critérios de classificação foram estabelecidos para fins de investigação, tendem a favorecer sintomas de doença estabelecida, tornando mais difícil o diagnóstico de um doente com um desenvolvimento recente da doença. Atualmente, os AECC são os mais utilizados, e tanto os doentes com ESP como os indivíduos com queixas de sicca (controlos não ESP) incluídos neste trabalho de doutoramento foram classificados em conformidade[111]. Aqui a ESP é definida por (A) a presença de quatro de *seis itens de inclusão* que incluem elementos subjectivos e objectivos (sintomas oculares, sintomas orais, sinais oculares, histopatologia, envolvimento das glândulas salivares e deteção de auto-anticorpos circulantes contra os antigénios Ro/SSA e/ou La/SSB), ou por (B) a presença de três de *quatro itens objectivos* (sinais oculares, histopatologia, envolvimento das glândulas salivares e deteção de auto-anticorpos circulantes). A Tabela 1 apresenta uma visão geral do AECC.

Tabela 1: AECC revisto para a síndrome de Sjögren (2002)

I. Sintomas oculares - resposta positiva a pelo menos uma das seguintes perguntas:
1. Tem problemas diários e persistentes de secura ocular há mais de 3 meses?
2. Tem uma sensação recorrente de areia ou gravilha nos olhos?
3. Utiliza substitutos das lágrimas mais de 3 vezes por dia?

II. Sintomas orais - uma resposta positiva a pelo menos uma das seguintes perguntas:
1. Tem tido uma sensação diária de boca seca há mais de 3 meses?
2. Já teve glândulas salivares inchadas de forma recorrente ou persistente em adulto?
3. Bebe frequentemente líquidos para ajudar a engolir alimentos secos?

III. Sinais oculares - evidência objetiva de envolvimento ocular definida por testes positivos
para qualquer um deles:
1. Teste I de Schirmer, efectuado sem anestesia (≤ 5 mm em 15 minutos)
2. Pontuação de rosa de bengala ou outra pontuação de secura ocular (≥ 4 de acordo com a pontuação de van Biijsterveld)
sistema)

IV. Histopatologia - em glândulas salivares menores (obtidas de mucosa de aspeto normal):
Sialoadentite linfocítica focal avaliada por um histopatologista especializado com uma pontuação de foco
≥1. Este é definido como o número de focos linfocíticos (que são adjacentes a células normais).
e contêm mais de 50 linfócitos) por 4 mm^2 de tecido glandular
tecido.

V. Envolvimento das glândulas salivares - prova objetiva de envolvimento das glândulas salivares por
teste positivo para, pelo menos, um dos seguintes factores:
1. Fluxo salivar total não estimulado (≤ 1,5 ml em 15 minutos)
2. Sialografia da parótida mostrando a presença de sialectasias difusas (pontuadas, cavitárias ou
padrão destrutivo), sem evidência de obstrução nos ductos principais
3. Cintigrafia salivar com atraso na captação, concentração reduzida e/ou atraso na excreção do sabor

VI. Autoanticorpos - presença no soro dos seguintes anticorpos:
1. Anticorpos contra os antigénios Ro/SSA ou La/SSB, ou ambos

Adaptado de Vitali et al[11]

Embora os AECC tenham uma especificidade elevada (92,5%)[111], este conjunto de critérios também inclui sintomas subjectivos como parte da classificação[172]. No entanto, o grupo de investigação Sjögren's International Collaborative Clinical Alliance (SICCA) propôs um novo conjunto de critérios de classificação em 2012 que foi aprovado pelo American College of Rheumatology (ACR). Recentemente, foi efectuada uma comparação entre os critérios AECC e ACR numa coorte de sicca bem caracterizada, demonstrando que ambos os conjuntos de critérios produzem resultados concordantes na maioria dos casos[173]. É interessante notar que os critérios do grupo SICCA se baseiam apenas em medidas objectivas, tendo sido introduzido o conceito de pontuação da coloração ocular[174]. A Tabela 2 apresenta uma visão geral dos critérios de classificação aprovados pelo ACR.

Tabela 2: Critérios de classificação aprovados pelo ACR para a síndrome de Sjögren (2012)

A classificação da síndrome de Sjögren, que se aplica a indivíduos com sinais/sintomas que podem ser sugestivos de SS, será cumprida em doentes que tenham pelo menos duas das três caraterísticas objectivas seguintes:
I. Autoanticorpos Soro anti-SSA positivo (Ro) e/ou anti-SSB (La) ou (fator reumatoide positivo e ANA ≥k320)
II. Histopatologia Biópsia da glândula salivar labial que apresenta sialadenite linfocítica focal com uma pontuação de foco ≥1 por 4 mm^2
III. Coloração ocular Queratoconjuntivite seca com pontuação de coloração ocular ≥3 (assumindo que o indivíduo não está atualmente a utilizar gotas oculares diárias para o glaucoma e tem não ter sido objeto de cirurgia da córnea ou de cirurgia estética das pálpebras nos últimos 5 anos)

Adaptado de Shiboski et al.

Para além dos conjuntos de critérios acima mencionados, estão a ser consideradas novas ferramentas de diagnóstico que podem influenciar a sensibilidade do diagnóstico. Um exemplo disto é a ultrassonografia da glândula salivar, onde é possível explorar alguns aspectos do padrão de inflamação nas glândulas parótidas e submandibulares[175]. Esta pode ser uma ferramenta útil e prática para o diagnóstico e acompanhamento no futuro.

1.4.5 Tratamento e terapia com células B

Até à data, o tratamento da SS tem-se centrado mais no alívio dos sintomas comuns de olhos secos e boca seca, para além de limitar as manifestações extraglandulares, quando presentes[176-178]. Assim, vários substitutos da saliva e da lágrima são frequentemente administrados aos doentes para os seus sintomas de sicca e, em alguns casos, o fluxo salivar pode ser reestimulado com o agonista dos receptores muscarínicos pilocarpina[179]. Apesar de melhorar eficazmente a secura, este medicamento tem também efeitos secundários desagradáveis, como o aumento da transpiração e a micção frequente. A hidroxicloroquina é habitualmente utilizada para as manifestações músculo-esqueléticas, enquanto os corticosteróides e os fármacos imunossupressores se restringem aos casos com manifestações extraglandulares graves, como a doença pulmonar intersticial ou a nefrite intersticial[177,180].

Os avanços terapêuticos direcionados centram-se na administração de anticorpos monoclonais que visam subconjuntos de células B ou factores de ativação de células B. Isto deve-se ao papel central das células B na patogénese da SS. Por exemplo, pequenos estudos com rituximab, um anticorpo monoclonal que se liga ao antigénio de superfície das células B CD20, mostraram uma redução da fadiga e um aumento do fluxo salivar nos doentes[181,182]. Outras tentativas terapêuticas em curso incluem a seleção dos marcadores de superfície das células B CD22 e CD138, bem como a inibição do estimulador de linfócitos B (BLyS)/BAFF[183-185]. A inibição do TNF-α, que tem uma boa eficácia na maioria dos doentes com AR, não demonstrou ser eficaz na ESP[180].

1.5 MODELOS DE RATINHOS PARA A SÍNDROME DE SJÖGREN

Ao longo dos anos, têm sido desenvolvidos vários modelos animais para a SS, que induzem tanto o desenvolvimento espontâneo como o induzido experimentalmente da doença. A utilização destes modelos animais permite estudar diferentes fases do desenvolvimento da doença num ambiente controlado, para além de testar diferentes abordagens terapêuticas[186]. As linhagens de camundongos que desenvolvem naturalmente uma condição imunológica semelhante à SS foram descritas pela primeira vez no final da década de 1960[187]. Idealmente, um modelo para a SS deve apresentar os sintomas comuns de secura ocular e oral, além de inflamação crónica nas glândulas lacrimais e salivares, e caraterísticas imunológicas sistémicas que se assemelhem à forma humana da doença, tais como anticorpos antinucleares, auto-anticorpos e hipergamaglobulinemia.

1.5.1 O rato NOD e o rato NOD.B10.H2b

Alguns dos modelos animais mais bem caracterizados para o estudo da SS incluem o ratinho Murphy Roth's Large (MRL/lpr) e o ratinho Non-obese Diabetic (NOD)[77,187-191]. Até à data, o ratinho NOD é um dos modelos mais utilizados e, por conseguinte, mais bem descritos. No entanto, o modelo NOD também tem sido aplicado para estudar a diabetes mellitus insulino-dependente[192]. No entanto, devido à perda da função secretora e à infiltração linfocítica nas suas glândulas exócrinas, este modelo também tem sido amplamente utilizado para estudar o desenvolvimento de doenças do tipo SS[193].

Uma vez que o ratinho NOD também desenvolve diabetes, este modelo parece mais adequado para estudar a forma secundária do que a forma primária da SS[194]. Para ultrapassar esta situação, foi desenvolvida outra estirpe NOD congénica, nomeadamente o rato NOD.B10.H2b[157]. Neste caso, o locus NOD MHC I-A^{g7} foi substituído pelo locus não-diabetogénico MHC I-A^{b} dos ratinhos C57BL/10. Por conseguinte, devido à ausência do locus diabetogénico, esta nova estirpe NOD.B10.H2b não desenvolve diabetes[157]. Além disso, o ratinho NOD.B10.H2b também apresenta todas as manifestações imunopatológicas da forma humana de pSS, tais como a perda da função secretora, caraterísticas histológicas com infiltração linfocítica das glândulas exócrinas (glândulas lacrimais e salivares), a presença de hipergamaglobulinemia e a produção de auto-anticorpos antinucleares[162,192,194]. No entanto, em contraste com a ESP humana, nos ratos NOD.B10.H2b não foram detectados auto-anticorpos anti-Ro/SSA e anti-La/SSB, e parece haver uma distribuição igual do desenvolvimento da doença entre machos e fêmeas[157].

Tendo em conta todas as caraterísticas acima mencionadas, o ratinho NOD.B10.H2b representa um modelo promissor para o estudo da ESP, pelo que foi utilizado neste trabalho de doutoramento para caraterizar o compartimento dos plasmócitos nas glândulas salivares e na medula óssea, de modo a obter uma melhor compreensão da patogénese da doença.

AIMS

O objetivo geral deste estudo foi explorar a especificidade e o padrão das células B na ESP, através da análise do padrão das células B e da expressão de auto-antigénios, tanto sistemicamente como nas glândulas salivares de doentes com ESP. Além disso, foi utilizado um novo modelo experimental de ESP para investigar o padrão das células B relativamente à progressão da doença, tanto nas glândulas salivares como na medula óssea.

Os objectivos específicos eram:

I. Caracterizar o padrão de células B e plasmáticas de memória específica de auto-antigénios no sangue periférico de doentes com ESP, no que diz respeito à progressão da doença

II. Explorar o padrão geral de células B de memória e de células plasmáticas nas glândulas salivares labiais inferiores de doentes com ESP

III. Caracterizar o padrão de células B específicas de Ro52 e Ro60 nas glândulas salivares labiais inferiores de doentes com ESP

IV. Investigar a expressão do auto-antigénio alvo da SS, Ro52, nas glândulas salivares labiais inferiores de doentes com ESP, em relação ao nível de inflamação

V. Caracterizar o padrão das células plasmáticas nas glândulas salivares e na medula óssea dos ratinhos NOD.B10.H2b e comparar o padrão das células plasmáticas antes e depois do início da doença

MATERIAIS E MÉTODOS

3.1 DOENTES E INDIVÍDUOS DE CONTROLO

3.1.1 Sangue periférico de doentes com ESP e controlos saudáveis (Documento I)

No trabalho I utilizámos sangue total heparinizado de 23 doentes com ESP e 20 indivíduos saudáveis de controlo (Tabela 3). Os doentes foram recrutados no Departamento de Reumatologia do Hospital Universitário de Haukeland, Bergen, Noruega. Estes doentes consecutivos foram diagnosticados de acordo com a AECC[111], tal como explicado mais pormenorizadamente na introdução. Foi obtido o consentimento informado de todos os participantes e o Comité de Ética da Universidade de Bergen aprovou o estudo (#2009686).

Ao aplicar um ensaio ELISPOT de células B de memória já estabelecido[195] a uma doença autoimune como a SS, examinámos o padrão de células B de memória específicas Ro/SSA e La/SSB no sangue periférico dos nossos doentes com SSp. Em seguida, avaliando a quantidade total de células secretoras de anticorpos Ro/SSA e La/SSB no sangue periférico destes mesmos indivíduos, tal como efectuado anteriormente[115], tentámos estabelecer uma imagem mais completa do repertório de células B que é específico para Ro/SSA e La/SSB nestes indivíduos com ESP. Os registos médicos e os dados clínicos foram obtidos a partir das fichas dos doentes no Departamento de Reumatologia do Hospital Universitário de Haukeland. Isto forneceu informações recolhidas durante as avaliações laboratoriais de rotina, tais como a deteção do fator reumatoide (FR), anticorpos antinucleares (ANA), anti-Ro/SSA e anti-La/SSB. Um resumo das caraterísticas clínicas dos doentes é apresentado na Tabela 3.

Tabela 3: Caraterísticas clínicas dos doentes incluídos no estudo I

ID do doente	Idade (anos)	Género	ANA	SSA	SSB	Título de RF	IgG (g/L)	IgA (g/L)	IgM (g/L)	Pontuação Focus*	Teste de Schirmer	Fluxo "salivar
137	53	F	+	+	-	-	15.4	1.25	0.64	0	nt	nt
138	58	F	-	-	-	+	7.62	3.78	0.47	4	nt	nt
139	48	F	+	+	-	-	12.5	2.89	0.37	nt	+	6.7
141	64	F	+	+	+	+	21.4	4.38	3.1	3	+	1.0
144	69	F	+	+	-	-	6.58	1.08	0.85	2	-	12.0
146	79	F	+	+	+	+	11.6	2.37	0.73	-	-	nt
147	77	F	+	-	-	-	14.4	6.59	0.28	1	+	-
148	65	F	+	+	+	+	13.3	2.28	1.07	0	nt	nt
149	71	F	+	+	-	+	9.08	1.85	1.18	4	nt	0.2
150	60	F	+	-	-	+	9.76	3.13	1.08	4	-	0.0
151	62	F	+	+	-	-	11.5	4.04	0.86	2	-	2.0
152	60	F	+	+	-	-	7.89	2.21	1.00	0	+	1.4
153	50	F	+	+	+	-	14.7	2.32	0.61	2	-	1.0
155	68	F	+	+	+	+	17.6	2.76	2.37	nt	-	0.7
156	27	F	+	+	-	+	14.4	2.17	0.85	nt	-	nt
158	30	F	+	+	+	-	39.4	2.39	1.16	0	+	nt
159	67	F	+	+	+	-	27.2	3.25	1.05	-	+	1.0
160	42	F	+	-	-	+	11.1	1.82	1.00	2	-	0.5
161	68	M	+	+	+	-	14.3	3.29	1.41	nt	+	1.1
162	69	F	+	+	+	+	14.0	2.72	1.06	-	+	nt
163	65	F	+	+	-	-	15.7	2.17	0.63	1	-	0.0
165	51	F	-	-	-	-	8.49	1.94	0.59	1	+	0.6
166	67	F	+	+	-	-	8.11	2.15	1.47	nt	+	2.4

*Os valores são o número de infiltrados focais/4 mm^2 de área contendo >50 células mononucleares. ^Medida para a produção de lágrimas; produção normal de lágrimas (teste negativo) ≥10mm/5minutos. Os valores são em ml/15minutos (fluxo não estimulado); fluxo normal >1,5ml/15 minutos. ANA: anticorpos antinucleares, FR: fator reumatoide, NT: não testado.

3.1.2 Tecido das glândulas salivares de doentes com ESP e controlos (Documentos II, III e IV)

Nos artigos II e III, utilizámos biópsias de glândulas salivares menores labiais inferiores obtidas de 10 doentes diagnosticados com ESP, 9 dos quais cumpriam os critérios AECC[111] para a ESP. As biopsias foram efectuadas entre 1992 e 2009 no Departamento de Otorrinolaringologia/Cirurgia de Cabeça e Pescoço do Hospital Universitário de Haukeland, Bergen, Noruega. As secções de hematoxilina e eosina (H&E) foram avaliadas por um patologista oral para determinar a sua pontuação de foco. Esta é definida como o número de infiltrados de células mononucleares (focos) com >50 células mononucleares por 4mm^2 de tecido da glândula salivar[196]. Uma vez que a pontuação de focos é um método semi-quantitativo, em que os valores da pontuação de focos podem diferir dependendo da profundidade das secções da glândula, os valores da pontuação de focos foram reavaliados para todos os 10 doentes com ESP. Os indivíduos que foram avaliados para a ESP, mas que não cumpriam os critérios da AECC e que também apresentavam uma morfologia de glândula normal (GN) sem inflamação focal, serviram como controlos de tecido não-SESP com um valor de pontuação de foco de zero. Todos os indivíduos estudados deram o seu consentimento informado e o Comité de Ética da Universidade de Bergen aprovou os estudos (#2009686).

No trabalho II, os doentes com ESP foram divididos em quatro grupos de acordo com o grau de inflamação nas suas glândulas salivares: focus score 0, 1, 2 e 3, em que o grupo "focus score 0" apresentava tecido de glândula salivar aparentemente não inflamado e, por conseguinte, serviu de controlo negativo. O padrão geral das células B de memória foi examinado nestas biopsias de glândulas salivares através de uma coloração imuno-histoquímica dupla, utilizando os marcadores CD20 e CD27. Adicionalmente, o CD138 foi utilizado para distinguir as células plasmáticas. Além disso, o sangue periférico obtido no ano de 2010 destes 10 doentes também foi examinado no nosso estudo anterior[197] (artigo I), onde foi avaliado o padrão de células B de memória específicas de Ro/SSA e La/SSB e a produção de auto-anticorpos.

No artigo III, examinámos o padrão de células B específicas de Ro52 e Ro60 nas glândulas salivares dos 10 doentes com ESP dos nossos estudos anteriores[197,198] (artigos I e II). A expressão dos marcadores de células B CD19, CD5, CD20 e CD27 foi estudada juntamente com os antigénios Ro52 e Ro60 utilizando *coloração* dupla imunohistoquímica. *As células específicas de Ro52 e Ro60 também foram quantificadas nestas glândulas. Uma visão geral das caraterísticas clínicas dos doentes com ESP incluídos nos artigos II e III é apresentada na Tabela 4.*

Tabela 4: Caraterísticas clínicas dos doentes incluídos nos trabalhos II e III

Doente nº.	Foco* pontuação	BCZ[1] em SG	Ro52+[1] células em SG	Células Ro60+[1] no SG	Células que segregam Ro52[11] no PB	Células secretoras de Ro60[11] no PB	%Ro52^ do total de MBC IgG+	%Ro60^ do total de IgG+ MBC	MBC[1] em SG
138	2	4	149	141	7	1	7	2	4
141	3	6	46	143	9	5	11	0	17
144	0	0	23	104	1	4	5	3	0
147	1	5	69	18	35	22	0	1	5
149	1	2	17	46	0	0	1	0	6
152	0	0	31	89	7	5	1	1	0
158	3	6	3	17	66	29	6	1	6
160	0	0	69	54	6	6	1	1	0
163	2	5	138	56	7	9	1	0	11
165	1	9	222	137	3	3	0	1	12

*Pontuações de focos reavaliadas em que os valores são o número de infiltrados focais/4mm^2 de área contendo >50 células mononucleares. ^Os valores são apresentados por 10 mm^2 de tecido da glândula salivar (GS). [11] Células B secretoras de anti-Ro52 e anti-Ro60 medidas por EISPOT direto anteriormente e apresentadas como células formadoras de manchas/100000 PBMCs. [M] Células B de memória específicas de auto-antigénio medidas por ELISPOT anteriormente e apresentadas como uma percentagem de células B de memória IgG+. BCZ: zona de células B, SG: glândula salivar, PB: sangue periférico, MBC: célula B de memória.

No artigo IV utilizámos biópsias de glândulas salivares minor labiais inferiores de 28 doentes com

ESP que cumpriam o AECC[111]. Estes indivíduos foram diagnosticados no Departamento de Medicina do Hospital Universitário Karolinska, Estocolmo, Suécia, e no Departamento de Otorrinolaringologia/Cirurgia de Cabeça e Pescoço do Hospital Universitário Haukeland, Bergen, Noruega, entre 1992 e 2013. As biópsias de glândulas salivares de 20 indivíduos avaliados para SS no mesmo período e departamentos, mas que não cumpriam os critérios, serviram como controlos de tecido não pSS. Este estudo colaborativo sueco/norueguês incluiu os 10 doentes com SSp utilizados anteriormente[197-199] (artigos I, II e III) como parte da coorte norueguesa. A expressão da proteína Ro52 foi avaliada por um único

coloração imuno-histoquímica de secções de tecido congeladas e incluídas em parafina com anticorpo monoclonal anti-Ro52 humano (7.8C7)[167]. Além disso, a proteína Ro52 segregada foi medida em amostras de saliva e soro destes mesmos indivíduos através de um ensaio ELISA de captura. Uma visão geral esquemática da distribuição do material dos doentes para os trabalhos I, II, III e IV está ilustrada na Figura 7.

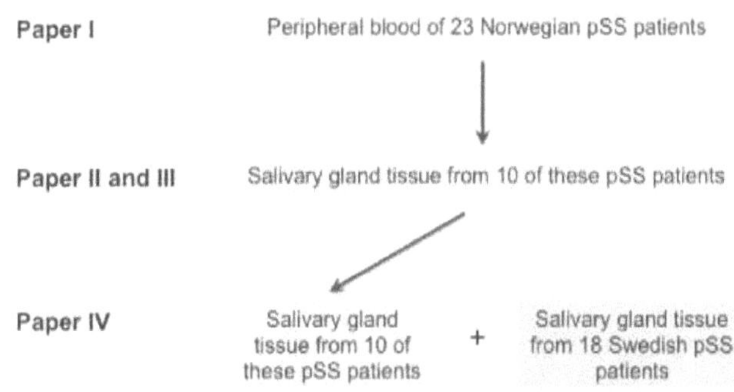

Figura 7. Material analisado dos doentes. O sangue periférico de 23 doentes com ESP foi incluído no artigo I. Destes 23 doentes, as biópsias de glândulas salivares de 10 doentes com ESP foram utilizadas nos artigos II, III e IV. As biópsias de glândulas salivares de 18 doentes suecos com ESP também fizeram parte do grupo de estudo no artigo IV, uma vez que este foi um estudo colaborativo realizado na Unidade de Reumatologia Experimental, Hospital Universitário Karolinska, Estocolmo, Suécia.

3.2 MICE

No artigo V utilizámos ratinhos NOD.B10.H2b fêmeas que foram adquiridos aos laboratórios Jackson. Este modelo de ratinho congénico apresenta todas as manifestações imunopatológicas da estirpe parental de ratinhos NOD.

No entanto, devido à substituição do locus NOD MHC I-A^{g7} pelo MHC I-A^{b} não-diabetogénico do ratinho C57BL/10, o modelo NOD.B10.H2b não desenvolve as complicações da diabetes autoimune e da insulite[157,192]. No entanto, em consistência com pacientes humanos com ESP, o camundongo NOD.B10.H2b desenvolve os sintomas clínicos comuns de comprometimento da secreção, além de caraterísticas histológicas como infiltração linfocítica de glândulas exócrinas, particularmente glândulas lacrimais e salivares.

3.2.1 Esquema experimental do estudo em murinos

Pretendemos efetuar uma caraterização histopatológica dos órgãos-alvo no ratinho doente NOD.B10.H2b pSS, a fim de delinear a sequência temporal da acumulação de células plasmáticas nas glândulas salivares e na medula óssea. As fêmeas de ratinhos NOD.B10.H2b e de ratinhos BALB/c foram assim divididas em 6 grupos etários diferentes, sendo estes de 8, 11, 17, 24, 32 e 40 semanas. A distinção entre células plasmáticas de curta e longa duração foi possível através da incorporação de bromodeoxiuridina (BrdU) nos ratinhos através da água de beber. Uma vez que foi anteriormente referido que as células plasmáticas de $BrdU^+$ estabilizam após 10 dias de alimentação com BrdU[200], foi administrado a cada grupo etário de ratinhos 1mg/ml de BrdU na água de beber 11 dias antes do sacrifício (Figura 8). Após o sacrifício, tanto as glândulas salivares como os gânglios linfáticos foram fixados em formalina, enquanto o osso do úmero foi primeiro fixado em formalina e depois colocado num meio de descalcificação constituído por etilenodiaminotetracetato (EDTA) e polivinilpirrolidona (PVP)[91]. O osso e o tecido recolhidos foram posteriormente embebidos em parafina e utilizados para análise imunohistopatológica de secções de tecido utilizando anticorpos monoclonais BrdU e CD138, a fim de obter uma melhor compreensão da patogénese e da terapêutica da doença (artigo V).

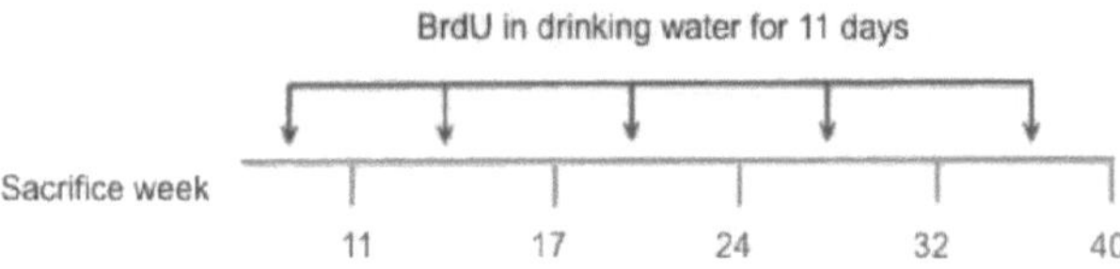

Figura 8. Esquema experimental do estudo em murinos. Os ratos foram tratados com BrdU na água de beber durante 11 dias *antes do sacrifício*. Foram depois sacrificados às 11, 17, 24, 32 e 40 semanas de idade. A figura foi inspirada pela Dra. Ewa A. Szyszko.

3.3 MÉTODOS

3.3.1 ELISPOT de células B diretas e de memória (Documento I)

O ensaio ELISPOT (Enzyme linked immunospot assay) é um método bem estabelecido para a deteção e quantificação de células produtoras de anticorpos no sangue periférico[201]. No nosso estudo pretendemos avaliar a presença de células secretoras anti- Ro/SSA e anti-La/SSB no sangue periférico de doentes com ESP, tal como demonstrado em estudos anteriores [115,202,203]. Em suma, placas de filtro de 96 poços foram revestidas com antigénio recombinante Ro 60-kD, Ro 52-kD e La 48- kD (10 µg/ml), para além de IgG específica de cadeia pesada anti-humana de cabra purificada (4 µg/ml) que foi incluída como controlo positivo. As placas foram então bloqueadas, lavadas e incubadas com as PBMCs isoladas do sangue periférico de doentes com ESP e de controlos saudáveis. Finalmente, as placas foram reveladas por adição de tetrametilbenzidina (TMBH) a cada poço e a atividade enzimática foi visualizada como manchas azuis, em que cada mancha representa uma célula secretora de anticorpos específica para Ro52, Ro60, La48 ou IgG, respetivamente. Estas manchas específicas do antigénio foram contadas utilizando o leitor de placas ELISPOT.

O rastreio de células B *de memória* específicas de antigénios humanos também foi viabilizado através de um ensaio ELISPOT de células B de memória generalizado e sensível[195]. Este ensaio foi utilizado anteriormente para quantificar o número de células B de memória presentes no sangue periférico em resposta a diferentes vacinas, avaliando assim a eficácia da vacina nos receptores[204-208]. No nosso estudo, este ensaio ELISPOT de células B de memória foi adaptado para examinar o padrão de células B de memória *específicas* Ro/SSA e La/SSB no sangue periférico de doentes com ESP. Assim, ao avaliar estas células *de memória* específicas de auto-antigénios, para além das quantidades totais de células secretoras de anticorpos Ro/SSA e La/SSB nos mesmos indivíduos, tentámos estabelecer uma imagem mais completa do repertório de células B específicas para Ro/SSA e La/SSB em doentes com ESP. Este ensaio ELISPOT de células B de memória utiliza uma estimulação policlonal de 6 dias de PBMCs com uma mistura de mitogéneos, constituída por mitogéneo pokeweed[209] (1:100000), um oligonucleótido CpG[210,211] (3 µg/ml) e pansorbina[212,213] (1:10000).

Foram cultivados oito poços por indivíduo, quatro dos quais foram estimulados com a mistura optimizada de mitogénios policlonais, enquanto os outros quatro eram poços de controlo negativo não estimulados. O sobrenadante de ambos os poços estimulados e não estimulados foi recolhido após esta incubação de 6 dias para análise posterior através de ELISA, conforme descrito abaixo. Seguiu-se um ELISPOT direto específico de antigénio para a deteção de células B de memória que se diferenciaram em células secretoras de anticorpos in vitro, conforme descrito acima. A figura 9 ilustra o esquema da experiência para o ELISPOT de células B de memória.

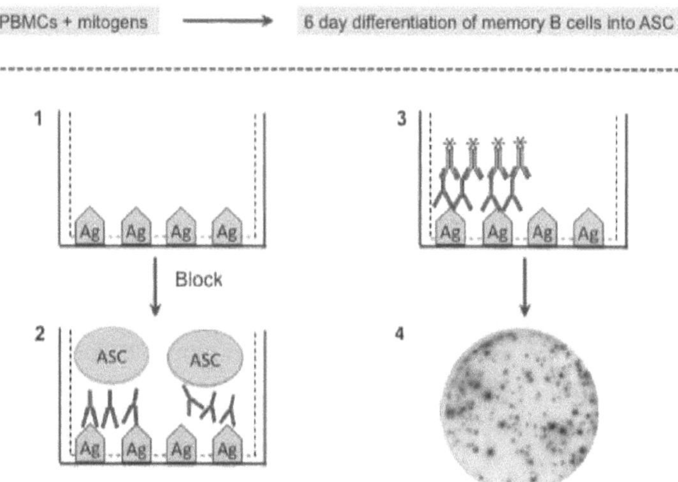

Figura 9. Esquema experimental do ELISPOT de células B de memória. As PBMC foram estimuladas com uma mistura mitogénica constituída por mitogénio de pokeweed, um oligonucleótido CpG e pansorbina. Seguiu-se uma incubação de 6 dias, durante a qual as células B de memória puderam diferenciar-se em células secretoras de anticorpos (ASC). Em seguida, foi realizado um ELISPOT direto específico de antigénio para a deteção de células B de memória que se diferenciaram em ASC in vitro. A figura foi produzida utilizando a Arte Médica Servier e inspirada pelo Dr. Geir Bredholt.

3.3.2 ELISA indireto e de captura (Papéis I e IV)

O ensaio de imunoabsorção enzimática (ELISA) é uma técnica colorimétrica utilizada para medir a presença de anticorpos (ELISA indireto) ou de antigénios (ELISA de captura) numa amostra, mais frequentemente no soro ou na saliva. No trabalho I, foi utilizado o ELISA indireto, em que os níveis de auto-anticorpos foram medidos no plasma dos doentes, para além do sobrenadante de células cultivadas de todos os indivíduos, tanto células estimuladas com mitogénio de pokeweed como células não estimuladas (ensaio ELISPOT de células B de memória). Os

As placas ELISA foram revestidas com antigénios recombinantes Ro 60-kD, Ro 52-kD e La 48-kD (10 μg/ml) e IgG anti-humana de cabra polivalente (2 μg/ml)[202]. Os locais de ligação não específicos foram bloqueados, após o que as placas foram incubadas com plasma sanguíneo e sobrenadante, permitindo assim que os anticorpos se ligassem ao antigénio revestido, enquanto a IgG humana foi utilizada como padrão. Os anticorpos não ligados foram então lavados com PBST e utilizou-se IgG de cabra anti-humana conjugada com peroxidase como anticorpo de deteção. As placas foram reveladas pela adição de uma solução de substrato que consistia em OPD diluído em ddH2O e H2O2. A reação foi interrompida com H2SO4, produzindo assim uma cor amarela. Finalmente, a absorvância foi medida a 490 nm, sendo considerados positivos os valores de absorvância 1 s.d. acima dos valores médios obtidos nos nossos 20 indivíduos saudáveis de controlo negativo. Segue-se uma ilustração esquemática de uma configuração ELISA indireta (Figura 10A). Para medir a proteína Ro52 segregada em amostras de saliva e soro (papel IV), foi estabelecido um ELISA de captura em que as placas ELISA foram revestidas com o anticorpo monoclonal 7.1F2 de ratinho Ro52[167] (1 μgλ poço). As placas foram então bloqueadas, seguidas de incubação com soro ou saliva de doentes, de modo a permitir que a proteína Ro52 segregada nas amostras se ligasse ao anticorpo de revestimento. A proteína Ro52 recombinante de comprimento total purificada, expressa a partir do vetor pMAL, foi utilizada como controlo positivo (1μgλ alvéolo), enquanto a proteína de ligação à maltose codificada pelo vetor de tipo selvagem foi utilizada como controlo negativo (1 μgλ alvéolo). Após a lavagem das placas, foi adicionado o anticorpo monoclonal 7.8C7 de ratinho Ro52 biotinilado[167], permitindo que o anticorpo biotinilado se ligasse à proteína Ro52 segregada na amostra já ligada ao anticorpo de revestimento. Utilizou-se estreptavidina conjugada com ALP para a deteção dos anticorpos ligados e a absorvância foi medida a 405 nm.

Segue-se uma ilustração esquemática de uma configuração ELISA de captura (Figura 10B).

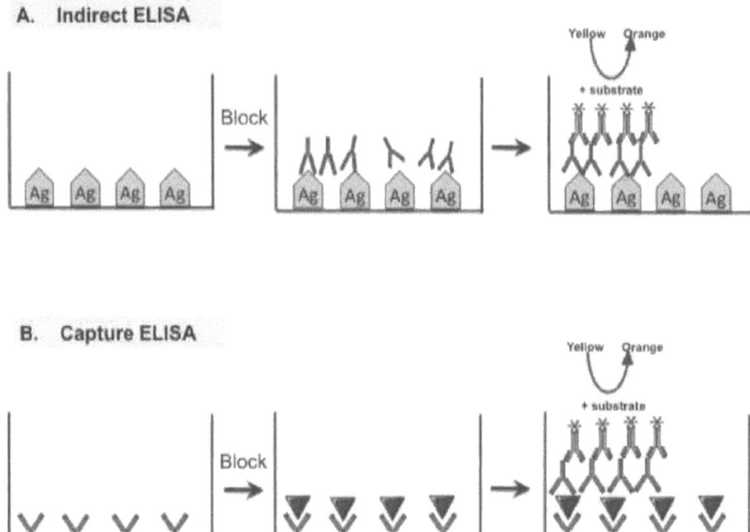

Figura 10. ELISA indireto e de captura. (A) O ELISA indireto foi aplicado para medir os níveis de auto-anticorpos no plasma dos doentes, para além do sobrenadante de células cultivadas de todos os indivíduos (ensaio ELISPOT de células B de memória). **(B)** O ELISA de captura foi utilizado para medir a proteína Ro52 segregada em amostras de saliva e soro (papel IV). A figura foi produzida com Servier Medical Art e inspirada por Oddgeir Selaas.

3.3.3 Imunohistoquímica (Documentos II, III, IV e V)

A imunohistoquímica é um método utilizado para detetar antigénios ou anticorpos em células de secções de tecido, utilizando o princípio da ligação de anticorpos a antigénios (ou vice-versa) em tecido biológico. Nesta tese, a coloração imuno-histoquímica (coloração simples e dupla) foi utilizada em tecidos humanos (papel II, III e IV) e secções de tecido das glândulas salivares e da medula óssea de murinos (papel V), para além da imunofluorescência (papel V). Ambos os métodos se basearam na recuperação de epítopos induzida pelo calor, utilizando as soluções tampão recomendadas. Em seguida, a atividade enzimática endógena foi bloqueada com peroxidase a 0,3% (Dako) e o bloqueio para avidina e biotina foi efectuado com o Blocking Kit (Vetor Laboratories). Seguiu-se a incubação com anticorpos monoclonais contra os antigénios de interesse, exceto no caso do trabalho III, em que utilizámos primeiro *antigénios* específicos de Ro52 e Ro60 (Arotec Diagnostics Limited, Wellington, Nova Zelândia) para visar as células plasmáticas secretoras de auto-anticorpos nas glândulas salivares de doentes com ESP, antes da incubação com os anticorpos primários relevantes. Em seguida, foram utilizados os anticorpos secundários adequados e, finalmente, a deteção com um cromogénio, como a diaminobenzidina (DAB) ou o vermelho líquido permanente (LRP). A tabela 5 apresenta uma visão geral dos anticorpos primários utilizados nos 4 estudos.

Tabela 5: Anticorpos primários utilizados nas experiências imunohistoquímicas (artigos II, III, IV e V)

Nome		Clone	Fornecedor	Papel
Anti-humano monoclonal de ratinho	CD27	137B4	BioSite nórdico	II, III
Anti-humano monoclonal de ratinho	CD20	L26	Dako	II, III
Anti-humano monoclonal de ratinho	CD138	MI15	Dako	II, III
Anti-humano monoclonal de ratinho	CD19	LE-CD19	Dako	II, III
Anti-humano monoclonal de ratinho	CD5	4C7	Dako	III
Anti-humano monoclonal de ratinho	Ro52		Progen	III
Anti-humano monoclonal de ratinho	Ro60		Progen	III
Anti-humano monoclonal de ratinho	Ro52 (7.8C7)		Gerado pelo próprio	IV
Anti-rato	CD138	281-2	BD Biosciências	V
Anti-BrdU de ratinho			BD Biosciências	V
Anti-PNAd de rato		MECA-79	BD Biosciências	V
Coelho anti-camundongo	CD27	EPR8569	Abcam	V

A coloração imunohistoquímica foi efectuada utilizando a técnica Envision para todos os estudos em seres humanos, enquanto o método do Complexo Avidina-Biotina (ABC) foi aplicado adicionalmente no estudo do rato (artigo V). O método ABC baseia-se na utilização de anticorpos secundários conjugados com biotina. Este anticorpo secundário biotinilado funciona então como uma ligação entre os anticorpos primários ligados aos tecidos e o complexo avidina-biotina-peroxidase utilizado para a deteção. O método moderno de coloração Envision, por outro lado, utiliza uma base de dextrano de polímero de peroxidase de rábano (HRP) com anticorpos secundários de deteção de Ig de ratinho e Ig de coelho intactos[214]. Isto resulta numa amplificação do sinal do detetor, em que não são necessários anticorpos secundários biotinilados. Uma ilustração esquemática do funcionamento dos sistemas de coloração ABC e

Envision é apresentada nas figuras 11A e 11B, respetivamente.

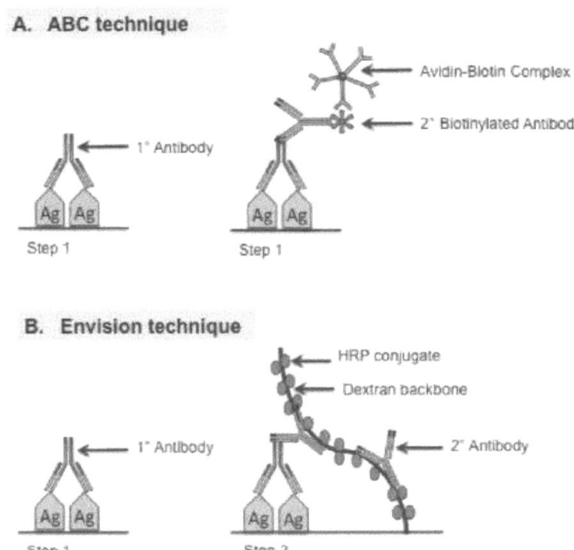

Figura 11. Os sistemas de coloração imunohistoquímica ABC e Envision. Nos estudos em seres humanos, foi utilizado o sistema de coloração Envision. O método ABC foi aplicado adicionalmente no estudo em ratos (artigo V). A figura foi produzida utilizando a Servier Medical Art e inspirada no folheto Immunohisotchemical Staining Methods da Dako (Quinta Edição).

3.3.4 Avaliação da coloração

As secções das glândulas salivares menores foram avaliadas após coloração imunohistoquímica por três investigadores com a utilização de um microscópio de luz (Leica, DMLB, Leica Microsystems Wetzlar, Wetzlar, Alemanha). Uma avaliação crítica do microambiente no tecido das glândulas salivares foi um dos principais objectivos desta tese. Por esta razão, caracterizámos tanto as células mononucleares em infiltrados focais como as localizadas intersticialmente, ou seja, na proximidade do epitélio acinar ou ductal. As células foram consideradas positivas quando 50% ou mais da membrana celular, do citoplasma ou do núcleo estavam corados positivamente. No entanto, a intensidade da coloração celular não foi realçada, exceto no que diz respeito à coloração epitelial ductal de Ro52 (artigo IV), em que analisámos o grau de coloração epitelial ductal em relação ao nível de inflamação no tecido da glândula salivar. No que diz respeito às nossas experiências de dupla coloração (artigos II, III e V), as células foram consideradas em contacto quando mais de 10% da membrana celular de cada célula estava em contacto com a outra.

Para além disso, foi também aplicada a morfometria (artigo IV). Aqui, quantificámos a área das secções das glândulas salivares e os infiltrados de células mononucleares corados com Ro52 em cada glândula (secções de tecido congeladas e embebidas em parafina). Assim, foi possível calcular o índice de proporção para cada secção de glândula salivar, ou seja, a área inflamatória dos infiltrados focais na secção dividida pela área total do tecido glandular.

3.3.5 Análise estatística

A significância estatística entre dois grupos foi avaliada pelo teste t de Student e apresentada como média. As diferenças foram consideradas significativas quando $p \leq 0,05$. Além disso, o teste de correlação não paramétrico de Spearman foi utilizado para examinar a associação entre os diferentes parâmetros. Todas as análises estatísticas foram efectuadas com o programa GraphPad Prism para Mac.

3.3.6 Considerações metodológicas

Verificação do ensaio ELISPOT para células B de memória

No trabalho I, a fiabilidade do método adaptado para a estimulação de células B de memória foi verificada através da utilização de um kit de isolamento de células B de memória (Miltenyi Biotech, Bergisch Gladbach, Alemanha), em que as células B de memória foram isoladas a partir de PBMCs de doentes com pSS através da depleção de células não B indesejadas e subsequente seleção positiva com CD27Microbeads. A pureza dos diferentes eluatos foi então avaliada por citometria de fluxo. Seguiu-se a cultura das diferentes populações de células isoladas com e sem células B de memória, e a subsequente estimulação com mitogénio pokeweed e CpG, tal como descrito anteriormente. Tal como previsto, a explosão e a agregação de linfócitos só foram observadas na cultura estimulada quando a população de células B de memória estava presente.

Secções de tecido incluídas em parafina versus secções de tecido congeladas

No que diz respeito às experiências imunohistoquímicas (artigos II, III, IV e V), utilizámos secções de tecido da glândula salivar menor fixadas em formalina e incluídas em parafina, o que poderia resultar na perda de imunorreactividade por antigénios no tecido. Foi por esta razão que testámos os nossos anticorpos primários em secções de tecido congelado para resolver esta questão. Além disso, no nosso estudo colaborativo, a coorte sueca consistiu principalmente em secções de tecido congelado (documento IV). Além disso, para obter a coloração em material incluído em parafina, a recuperação eficiente de epítopos induzida pelo calor foi um elemento crucial para uma coloração óptima, uma vez que a coloração depende muito da fixação do tecido. Por este motivo, selecionámos as soluções de recuperação de epítopos adequadas recomendadas pelos diferentes produtores de anticorpos para cada experiência de coloração. Além disso, utilizámos o anticorpo secundário sem o anticorpo primário como controlo de uma possível reatividade cruzada com o tecido. Como previsto, estes controlos foram negativos. Além disso, foram utilizadas secções de tecido de amígdalas humanas como controlos de tecido positivos para a coloração de células linfóides.

Pontuação focalizada do tecido das glândulas salivares

Embora a pontuação focal das secções coradas com H&E seja a abordagem normalizada para avaliar o grau de inflamação nas biopsias de glândulas salivares quando se avalia um doente para SS, este método tem as suas limitações. Dado que a pontuação de foco é um método semi-quantitativo, os valores da pontuação de foco podem diferir consoante a profundidade das secções da biopsia da glândula salivar. É por isso que é fundamental certificar-se de que as glândulas foram seccionadas a uma profundidade suficiente ao efetuar a coloração H&E, para ter a certeza de que são verdadeiramente negativas para a infiltração de células mononucleares, uma vez que, caso contrário, podem ocorrer casos de "falso-negativos". Para evitar discrepâncias e tornar os valores da pontuação do foco mais relacionáveis com as diferentes colorações nos nossos estudos, foi efectuada uma nova coloração de H&E em secções incluídas em parafina e os valores da pontuação do foco foram reavaliados.

Métodos de deteção - Envision versus ABC

Nos nossos estudos, preferimos utilizar a técnica Envision em vez do método ABC tradicional[214-216], exceto no caso do artigo V, em que foram aplicados os dois métodos. Isto deve-se ao facto de o sistema de coloração baseado no Envision utilizar uma espinha dorsal de polímero conjugada com anticorpos secundários e enzima, o que amplifica o sinal, tornando-o mais sensível do que o método ABC. Por sua vez, é possível utilizar diluições mais elevadas do anticorpo primário. Além disso, ao contrário do método ABC, o sistema Envision não contém biotina, o que constitui uma vantagem quando se trabalha com biopsias de glândulas salivares, uma vez que a biotina endógena pode dar origem a uma coloração de fundo indesejável. Além disso, como o anticorpo secundário e a enzima (HRP ou AP) são aplicados simultaneamente, o protocolo consome menos tempo. No entanto, o sistema Envision está infelizmente limitado a anticorpos produzidos em ratinho ou coelho.

RESUMO DOS RESULTADOS E GENERALIDADES DISCUSSÃO

4.1 AUTOANTIGÉNIO-ESPECÍFICO CIRCULANTE células b da memória no pSS

Ao longo dos anos, tornou-se mais evidente que as células B desempenham, de facto, um papel central na patogénese da SS[121,217,218]. Mais precisamente, a ativação contínua de células B em plasmócitos secretores de anticorpos observada em doentes com SS contribui para os elevados níveis de auto-anticorpos detectados nesses indivíduos[129]. De forma surpreendente, esta diferenciação anormal das células B é acompanhada por uma percentagem deprimida de células B de memória circulantes detectada nestes indivíduos[122]. Mas o que acontece com o padrão de células B de memória auto-antigénico em doentes com SS? Adaptando um ensaio ELISPOT de células B de memória[195] que é habitualmente utilizado em estudos de vacinas para avaliar a eficácia da vacina na geração de células B de memória nos receptores[204-208], conseguimos examinar o padrão de células B de memória circulantes *específicas* de Ro/SSA e La/SSB em doentes com SSP. Em combinação com o ensaio ELISPOT direto[115], conseguimos obter uma imagem mais completa do padrão de células B específicas de auto-anticorpos no sangue periférico de doentes com ESP.

Os nossos resultados mostram que, ao comparar os números médios de células formadoras de manchas específicas de Ro/SSA e La/SSB nos ensaios ELISPOT de células B diretas e de memória, observámos uma diminuição significativa dos níveis de células B de memória específicas de IgG^+ Ro e La em comparação com a população total de células B específicas de antigénios IgG^+ . Isto pode indicar que uma maior porção destas células B de memória foi activada e se diferenciou em células plasmáticas secretoras de anticorpos nestes indivíduos. Foi demonstrado anteriormente que parece haver uma distorção na diferenciação das células B na ESP, levando a um declínio no total de células B de memória circulantes e a um aumento subsequente nos níveis de plasmócitos de vida curta e longa[122,219]. A diversidade fenotípica destes plasmócitos no sangue periférico de indivíduos com ESP também foi caracterizada anteriormente pelo nosso grupo[219]. Isto foi demonstrado através da citometria de fluxo para quantificar os diferentes subconjuntos de células B no sangue periférico de doentes com ESP. No entanto, utilizando a técnica acima referida do ELISPOT de células B de memória, conseguimos quantificar as células B de memória *específicas de* Ro/SSA e La/SSB, para além das células plasmáticas específicas de auto-antigénios (através de ELISPOT direto). A partir de agora, conseguimos demonstrar que esta diminuição também se aplica às células B de memória específicas de auto-antigénios no sangue periférico de doentes com ESP. Além disso, estes níveis mais baixos de células B de memória específicas de Ro/SSA e La/SSB e níveis elevados de células plasmáticas específicas de auto-antigénios podem indicar que uma maior parte das células B específicas de auto-antigénios se encontra numa fase activada nos doentes, o que, por sua vez, resulta em títulos séricos elevados de auto-anticorpos[115,220,221].

Tendo estabelecido que existe um baixo número de células B de memória específicas de auto-antigénios circulantes no sangue periférico de doentes com ESP, postulámos o padrão de células B de memória nas glândulas salivares, um dos principais órgãos-alvo na SS. Tendo em conta que se demonstrou que a medula óssea é o principal local de origem da memória das células B[46,222-224], será que estas células B de memória também estão a migrar para as glândulas salivares em doentes com SS e, por conseguinte, estão presentes em número reduzido no sangue periférico? Foi previamente relatado que estes níveis reduzidos de células B de memória na periferia coincidiam com a sua acumulação nas glândulas salivares de doentes com SSp[225], um conceito que quisemos examinar mais aprofundadamente na nossa coorte de doentes (artigos II e III).

4.2 PADRÃO GERAL DAS CÉLULAS B DA MEMÓRIA NAS GLÂNDULAS SALIVARES DE PACIENTES COM ESPAS (PAPEL II)

Infiltrados inflamatórios focais são frequentemente observados nas glândulas salivares de pacientes com SS. Estes consistem em células mononucleares, tais como células B, plasmócitos, células T, macrófagos e células dendríticas[127,128,226,227]. No entanto, verificou-se que as células B constituem 20% da população de células infiltrantes nas glândulas exócrinas[203], sendo a maioria destas constituída por plasmócitos de curta e longa duração numa fase activada[58]. Curiosamente, foi também demonstrado que as células B de memória se acumulam nas glândulas salivares de doentes com SS[225,228], coincidindo esta retenção com níveis reduzidos de células B de memória no sangue periférico dos indivíduos. Isto foi demonstrado pela coloração imunoflourescente do tecido parotídeo de um doente com SS que também sofria de linfoma, um diagnóstico que poderia ter um efeito profundo no padrão das células B neste indivíduo. Também observámos anteriormente uma redução significativa de células B de memória específicas Ro/SSA e La/SSB no sangue periférico dos nossos indivíduos[197], uma observação consistente com o que tinha sido relatado anteriormente sobre o padrão geral de células B de memória no sangue periférico de doentes com ESP[122,123,225]. Isto pode ter sido devido à diferenciação e ativação de células B de memória em células plasmáticas secretoras de anticorpos, mas também pode ser o resultado da retenção destas células nos órgãos alvo. Por estas razões, foi de particular interesse explorar as implicações que a diminuição dos níveis de células B de memória circulantes tinha no número de células B de memória que se infiltram nas glândulas salivares.

Ao aplicar uma coloração imuno-histoquímica dupla com CD27[69,124] e CD20[65,71,229] em biópsias de glândulas salivares incluídas em parafina, conseguimos identificar as células B de memória CD27 /$CD20^{++}$ e as zonas de células B $CD20^{+}$. Além disso, foi efectuada uma coloração única com CD138[58,219,230] em secções seriadas dos mesmos doentes para distinguir os blastos de plasma $CD27^{++\ /CD20(-)}$/$CD138^{-}$[231] dos plasmócitos $CD27^{++\ /CD20(-)}$/$CD138^{+}$ [69,232-234]. Além disso, ao utilizar a imunohistoquímica, conseguimos obter uma visão da morfologia e da distribuição destas células na glândula, o que não teria sido possível com a utilização da imunofluorescência.

Contrariamente ao que tinha sido relatado anteriormente[225], verificámos que o número total de células B de memória CD27 /$CD20^{++}$ infiltradas na glândula salivar era muito baixo e situava-se dentro das zonas de células B de todos os doentes testados. Entretanto, foi detectado nestes mesmos indivíduos um elevado número de blastos de plasma $CD27^{+\ /CD138(-)}$ e de células plasmáticas CD27 /$CD138^{+++}$ de vida curta e longa[58,198]. Este facto é consistente com o que foi demonstrado anteriormente pelo nosso grupo relativamente à expressão de células plasmáticas $CD138^{+}$ nas glândulas salivares de doentes com ESP e à identificação de marcadores necessários para a sobrevivência das células plasmáticas[58]. Consequentemente, níveis mais baixos de células B de memória específicas Ro/SSA e La/SSB no sangue periférico dos nossos doentes com ESP resultaram, no entanto, num baixo número de células B de memória no tecido das suas glândulas salivares. No entanto, foi detectado um elevado número de plasmócitos e blastos de plasma tanto no sangue periférico como nas glândulas salivares destes indivíduos, o que implica uma ativação destas células B de memória em plasmócitos de vida curta e longa, tanto na circulação como no local da inflamação na glândula. Isto pode explicar por que razão as actuais abordagens terapêuticas na SS que visam e eliminam células $CD20^+$ resultam num número reduzido de células B nos doentes, enquanto os níveis séricos de auto-anticorpos permanecem inalterados, uma vez que as células plasmáticas produtoras de auto-anticorpos $CD20^-$, que podem ser o subconjunto de longa duração, não são afectadas pelo tratamento[235-237]. É por esta razão que já foram iniciadas tentativas para atingir e eliminar os plasmócitos $CD138^+$ de vida curta e longa noutra doença autoimune mais grave, nomeadamente o lúpus eritematoso sistémico[238]. No entanto, embora os efeitos do anticorpo anti-CD20 Rituximab® sejam geralmente de curta duração e os doentes com SS possam sofrer recaídas, continua a ser o anticorpo mais bem sucedido até agora desenvolvido para fins terapêuticos desta doença[239]. Também provou ser eficaz e bem tolerado pelos doentes com SS que foram adicionalmente diagnosticados com linfoma não-Hodgkin[181,240-243].

Dado que a nossa coorte de doentes com ESP apresentava um número reduzido de células B de memória específicas de Ro/SSA e La/SSB no seu sangue periférico que coincidia com um número reduzido de células B de memória totais nas suas glândulas salivares, também estávamos curiosos acerca do padrão de células B específicas de auto-antigénios nas glândulas salivares destes indivíduos e quisemos investigar isto mais aprofundadamente (artigo III).

4.3 PADRÃO DE CÉLULAS B ESPECÍFICAS DE AUTOANTIGÉNIO NAS GLÂNDULAS SALIVARES DE PACIENTES COM pSS (LIVRO III)

As células produtoras de auto-anticorpos anti-Ro/SSA e anti-La/SSB foram previamente identificadas nas glândulas salivares de doentes com SS[132,138,244,245], onde as células B infiltrantes levam à formação de estruturas ectópicas semelhantes a centros germinativos (CG) em aproximadamente 25% dos casos, também conhecidas como a cúpula de diferenciação de células B no tecido inflamado[133,246,247]. Tendo caracterizado o padrão de células B e plasmócitos de memória auto-antigénio-específica no sangue periférico (artigo I)[197] dos nossos doentes com ESP, para além do padrão geral de células B e plasmócitos de memória nas suas glândulas salivares[198] (artigo II), fomos inspirados a explorar mais profundamente o padrão de células B específicas de Ro/SSA nas glândulas salivares destes mesmos indivíduos.

Embora as células específicas de Ro/SSA tenham sido previamente detectadas nas glândulas salivares de doentes com SS através do método de coloração imuno-histoquímica ABC e da utilização de antigénios Ro52 e Ro60 biotinilados[139,203,248], aplicámos o sistema de coloração dupla Envision à nossa coorte de estudo[214]. Utilizando antigénios Ro52 ou Ro60 não biotinilados, juntamente com com CD19[65,219], CD5[249], CD20[65,71,229] e CD27[69,232], respetivamente, conseguimos identificar as células Ro/SSA-específicas na glândula salivar e também explicar os diferentes subtipos de células B Ro52- e Ro60-específicas presentes. A aplicação de imunohistoquímica em tecidos incluídos em parafina permitiu-nos ainda conhecer a distribuição das células identificadas e a morfologia da glândula salivar.

Tal como previsto, os nossos resultados revelaram que as células específicas de Ro52 e Ro60 são $CD19^{+}$, confirmando que são efetivamente células B. Além disso, não foram encontradas células específicas de Ro52 e Ro60 positivas para CD5, o que indica que estas células específicas de Ro/SSA pertencem ao subconjunto B-2 de células B. Este é conhecido como o subconjunto de células B com origem na medula óssea, seguido da migração das células para órgãos linfóides secundários, onde se diferenciam em células B de memória e plasmócitos produtores de anticorpos[249]. Além disso, estas As células específicas de Ro/SSA demonstraram ser CD20 negativas e, por conseguinte, não pertencer ao compartimento das células B de memória. No entanto, as células específicas de Ro52 e Ro60 identificadas eram positivas para CD27, sugerindo que poderiam ser blastos de plasma, células plasmáticas de vida curta ou longa. Isto está em sintonia com as nossas descobertas acima mencionadas, em que foram observados níveis baixos de células B de memória *totais* nas glândulas salivares (artigo II) e de células B de memória auto-antigénicas específicas no sangue periférico (artigo I) destes mesmos indivíduos, juntamente com níveis elevados de células plasmáticas de vida curta e longa[197,198]. Uma vez que se verificou que as células B de memória migram para a medula óssea [222,250,251], as glândulas salivares podem não ser o principal local de origem das células B de memória na patogénese da ESP. No entanto, também foi estabelecido que os plasmócitos de longa duração também tendem a migrar para a medula óssea[56,58,184,230,252]. Por conseguinte, outra explicação possível para esta falta de células B de memória específicas de Ro52 e Ro60 e níveis elevados de plasmócitos de vida curta e longa nas glândulas salivares do nosso grupo de estudo poderia ser o resultado da ativação destas células B de memória específicas de Ro/SSA em plasmócitos CD20 negativos no local da inflamação. Isto, por sua vez, tornaria estas células Ro/SSA-específicas resistentes à abordagem terapêutica dirigida ao CD20 na SS.

Curiosamente, estas células Ro/SSA específicas foram detectadas nas glândulas salivares de todos os indivíduos, incluindo os controlos. Além disso, verificou-se anteriormente que a produção local de auto-anticorpos específicos para SSA nas glândulas salivares coincidia com níveis elevados de auto-anticorpos circulantes nos soros de doentes com SS[139], enquanto os nossos resultados sugerem que a presença de células específicas para SSA também poderia ser independente dos níveis séricos sistémicos, uma vez que apenas 40% do nosso grupo de doentes eram positivos para anticorpos séricos específicos para Ro/SSA. Além disso, não foi encontrada qualquer correlação entre o número de células infiltrantes específicas de Ro/SSA e o aumento da pontuação de foco do nosso estudo

população. No entanto, como estas células específicas de Ro52 e Ro60 estavam localizadas esporadicamente nas glândulas salivares e também intersticialmente, o grau de células específicas de Ro/SSA poderia, por sua vez, ser independente da pontuação do foco. Assim, uma vez que estas células específicas Ro/SSA foram detectadas nas glândulas salivares de todos os doentes e controlos com SSp, independentemente da positividade serológica ou da pontuação do foco nos indivíduos, poder-se-ia sugerir esta coloração imuno-histoquímica para células específicas de auto-antigénios no tecido das glândulas salivares como um preditor adicional para o desenvolvimento de SS. No entanto, devido ao número limitado de indivíduos incluídos nos nossos estudos, esta hipótese tem de ser testada mais aprofundadamente numa coorte maior para verificação adicional.

Depois de explicar o padrão de células B específicas do auto-antigénio num dos principais órgãos-alvo da SS, não podemos deixar de nos interrogar sobre o padrão de expressão do próprio antigénio. Esta postulação deu origem ao nosso estudo colaborativo seguinte, no qual explorámos o padrão de expressão do auto-antigénio Ro52 nas glândulas salivares de doentes com SSp provenientes de registos noruegueses e suecos (artigo IV).

4.4 RO52 EXPRESSÃO DE AUTOANTIGENOS NAS GLÂNDULAS SALIVARES DE PACIENTES COM ESPAS (LIVRO IV)

Até à data, as células específicas da Ro52 foram previamente exploradas nas glândulas salivares de doentes com ESP[138,139,199,203], embora pouco se saiba sobre a expressão da proteína Ro52[244,253]. Tendo já explicado o padrão de células B das células produtoras de anticorpos específicos para a Ro52 nas glândulas salivares de doentes com ESP, pretendemos agora investigar a expressão do auto-antigénio alvo da SS, a Ro52. Realizámos uma coloração imuno-histoquímica em secções de tecido congeladas e embebidas em parafina de biópsias de glândulas salivares labiais inferiores de doentes e controlos suecos e noruegueses com ESP. Foi utilizado nas experiências de coloração um anticorpo monoclonal anti-Ro52 humano previamente gerado e validado que tem como alvo a região da bobina enrolada da proteína Ro52 (7.8C7)[167] e o padrão de expressão da Ro52 foi avaliado posteriormente.

Curiosamente, enquanto as células produtoras de anticorpos Ro52 foram detectadas fora dos infiltrados focais no nosso estudo anterior[199] (artigo III), o auto-antigénio Ro52, por outro lado, foi regulado positivamente nos próprios infiltrados focais. Além disso, ao contrário do padrão de expressão das células produtoras de anticorpos Ro52, o auto-antigénio Ro52 também foi observado no epitélio ductal do tecido da glândula salivar, tanto nos doentes como nos controlos. No entanto, os doentes com ESP com uma infiltração mais focal de células mononucleares e uma consequente regulação positiva de Ro52 nos seus infiltrados também apresentavam uma expressão significativamente mais elevada de Ro52 no seu epitélio ductal em comparação com os controlos não ESP.

Pretendíamos então investigar se a coloração Ro52 do epitélio ductal se correlacionava com o grau de inflamação da glândula. Dado que a nossa coorte era constituída por doentes de dois países, onde cada instituição de saúde tinha as suas próprias rotinas para a colheita de biópsias e pontuação focal das glândulas salivares, quisemos reavaliar as secções coradas com Ro52 e reavaliar o grau de inflamação nas glândulas. Uma vez que a pontuação de foco é um método semi-quantitativo que apenas considera infiltrados focais que compreendem >50 células mononucleares/4mm^2 de tecido, decidimos aplicar a morfometria e pontuar as secções através do cálculo do índice de razão em cada glândula. O índice de proporção é definido como a área inflamatória total dos infiltrados focais na secção dividida pela área total do tecido glandular[55, 267]. Deste modo, para além da pontuação do foco, foram obtidas mais informações sobre a gravidade e o padrão da inflamação em cada doente. Curiosamente, verificámos que o grau de expressão da Ro52 no epitélio ductal estava correlacionado com o nível de inflamação nos indivíduos. Dado que a Ro52 é uma proteína expressa de forma ubíqua[159,170], conhecida por ser regulada positivamente por vários estímulos pró-inflamatórios[160,161,254], os nossos resultados demonstram ainda mais como a expressão da Ro52 é induzida pela inflamação. Um padrão semelhante foi evidente num estudo anterior em que a coloração de lesões cutâneas de doentes com LES e de indivíduos saudáveis mostrou que a expressão da Ro52 coincidia com o nível de inflamação e, por sua vez, estava sobreexpressa nos doentes[163].

Tendo detectado uma elevada expressão epitelial ductal de Ro52 na glândula salivar, quisemos investigar se a proteína Ro52 poderia ser segregada para a saliva ou para o soro, tal como acontece com outras moléculas relacionadas com a inflamação, como a HMGB1[255]. Foi por isso que se estabeleceu um ELISA de captura, no qual foram analisadas amostras de saliva e de soro tanto da nossa coorte de doentes como de controlos sicca não ESP. Para nossa surpresa, foi possível detetar muito pouca ou nenhuma proteína Ro52 segregada em amostras de saliva e de soro de doentes com ESP e de controlos não ESP, o que sugere que a proteína Ro52 não é segregada como parte do processo inflamatório.

O aumento da expressão crónica da Ro52 num contexto autoimune pode levar à quebra periférica da tolerância, especialmente na glândula salivar. No entanto, o desenvolvimento de auto-anticorpos contra o antigénio Ro52 não depende apenas de níveis elevados de expressão da proteína Ro52, uma vez que o historial genético do indivíduo também pode desempenhar um papel na determinação do aparecimento de auto-anticorpos específicos da Ro52 durante a inflamação[166,171,256]. Além disso, uma vez que a sobre-expressão de Ro52 tem sido associada a uma diminuição da proliferação celular e à indução de apoptose[159], isto poderia, por sua vez, explicar como a infiltração excessiva de células mononucleares nas glândulas salivares acaba por levar à degeneração dos tecidos e à diminuição da produção de saliva, resultando consequentemente no sintoma comum de boca seca nos indivíduos.

4.5 CÉLULAS PLASMÁTICAS NAS GLÂNDULAS SALIVARES E

medula óssea de ratinhos NOD.B10.H2b (papel v)

Pretendemos caraterizar melhor o compartimento de plasmócitos nas glândulas salivares parótidas e submandibulares, para além de estudar o padrão de plasmócitos na medula óssea, uma vez que se demonstrou ser o local de origem do subconjunto de plasmócitos de longa duração[61,236,257,258]. Para abordar esta noção, utilizámos uma estirpe NOD congénica, nomeadamente o modelo murino NOD.B10.H2b[157]. Esta estirpe apresenta todas as manifestações imunopatológicas da SS presentes na estirpe parental de ratinhos NOD[188] sem a complicação de desenvolver diabetes. Além disso, ao utilizar um modelo murino, também poderíamos comparar o padrão de células plasmáticas antes do início da doença em relação à progressão de doenças avançadas[200] e, por sua vez, obter uma melhor compreensão da patogénese da doença e das abordagens terapêuticas actuais na SS.

Depois de expor os ratinhos ao BrdU, um nucleósido sintético habitualmente utilizado na deteção de células em proliferação[259], foi efectuada uma coloração imunohistoquímica dupla de secções de tecido congeladas e incluídas em parafina de ratinhos doentes com 8 e 40 semanas de idade, utilizando anticorpos monoclonais BrdU e CD138. Identificámos plasmócitos de curta e longa duração que residiam nas glândulas salivares e na medula óssea do ratinho autoimune NOD.B10.H2b, sendo que o subconjunto de curta duração era CD138 /BrdU^{++} , enquanto o subconjunto de longa duração era CD138^{+} mas negativo para BrdU. Curiosamente, verificou-se uma acumulação de plasmócitos de longa duração nas glândulas salivares à medida que a doença progride, reforçando a ideia de que este subgrupo específico de plasmócitos de longa duração é um dos principais contribuintes para a autoimunidade humoral crónica[184,200,260].

No entanto, na medula óssea, observou-se um padrão de coloração bastante semelhante nos ratinhos NOD.B10.H2b com 8 e 40 semanas de idade, em que algumas das células CD138^{+} também expressaram BrdU, enquanto também se observaram células positivas únicas para cada CD138 e BrdU, respetivamente. Estas células únicas positivas que expressam CD138 isoladamente ilustram a possível presença de células plasmáticas de longa duração em ambos os grupos etários. Entretanto, a deteção de células plasmáticas de longa duração que residem principalmente na medula óssea demonstrou anteriormente que produzem auto-anticorpos sem estimulação antigénica, além de serem capazes de resistir aos efeitos dos avanços terapêuticos actuais [61,236,257].

Além disso, também observámos megacariócitos na proximidade dos plasmócitos na medula óssea destes ratinhos auto-imunes, ilustrando uma possível presença de nichos de sobrevivência que propagam sinais essenciais de sobrevivência das células plasmáticas[261]. De facto, foi demonstrado que os plasmócitos de longa duração sobrevivem no tecido com o apoio destes sinais de sobrevivência específicos[262]. Verificámos esta noção no nosso modelo através da coloração imuno-histoquímica única das glândulas salivares e dos gânglios linfáticos para PNad. Estas estruturas PNad^{+} são conhecidas como vénulas endoteliais altas que estão envolvidas na migração de linfócitos para órgãos linfóides secundários e também foram associadas à neogénese linfoide em doenças auto-imunes (incluindo SS) em modelos de ratinhos acompanhantes[77,193,263-265]. Consequentemente, a deteção de megacariócitos na medula óssea da nossa estirpe de ratinhos estudada é uma implicação adicional deste facto. Assim, os nossos resultados sobre a acumulação de plasmócitos de longa duração na parótida e nas glândulas salivares submandibulares do ratinho NOD.B10.H2b coincidem com as nossas observações nas glândulas salivares labiais inferiores dos doentes com ESP (artigos II e III). Além disso, a deteção de megacariócitos em estreita proximidade com os plasmócitos na medula óssea destes ratinhos mostra uma possível presença de nichos de sobrevivência que fornecem sinais essenciais de sobrevivência das células plasmáticas. No entanto, é necessária uma investigação mais aprofundada do microambiente da medula óssea para confirmar esta noção.

5 CONCLUSÕES

As principais conclusões deduzidas dos estudos incluídos nesta tese de doutoramento são as seguintes:

- Diminuição dos níveis de células B de memória *específicas* Ro/SSA e La/SSB no sangue periférico de doentes com ESP
- Números elevados de células plasmáticas produtoras de auto-anticorpos específicos Ro/SSA e La/SSB no sangue periférico de doentes com ESP
- Número reduzido de células B de memória total nas glândulas salivares de doentes com ESP
- Elevado número de blastos de plasma, células plasmáticas de vida curta e longa nas glândulas salivares de doentes com ESP
- As células específicas de Ro/SSA identificadas nas glândulas salivares de doentes com ESP são células B que pertencem ao subconjunto B-2.
- Não são detectadas células B de memória específicas de Ro/SSA e são detectados números elevados de blastos plasmáticos, células plasmáticas de vida curta e longa nas glândulas salivares de doentes com ESP
- Ativação de células B de memória em células plasmáticas no local da inflamação
- A regulação positiva da Ro52 no epitélio ductal pode ser um fator de desencadeamento da progressão da doença
- Deteção de células plasmáticas de curta e longa duração nas glândulas salivares e na medula óssea de ratinhos NOD.B10.H2b
- Acumulação de um possível subconjunto de células plasmáticas de longa duração nas glândulas salivares de ratinhos NOD.B10.H2b à medida que a doença progride

6 PERSPECTIVAS FUTURAS

Ao longo dos anos, tem-se tornado mais evidente que as células B desempenham um papel central na progressão e patogénese da SS. Nos presentes estudos, concentrámo-nos em abordar a especificidade das células B na SSp através de uma caraterização detalhada do padrão geral e específico dos auto-antigénios das células B, tanto na circulação como no órgão alvo dos doentes com SSp. Curiosamente, detectámos células específicas de Ro/SSA em todos os indivíduos, tanto no grupo de pacientes com ESP como no grupo de controlo, independentemente da positividade serológica ou dos valores da pontuação de foco. Assim, a coloração imuno-histoquímica para células específicas de auto-antigénios no tecido das glândulas salivares pode ser proposta como um preditor adicional para o desenvolvimento de SS. No entanto, devido ao número limitado de indivíduos incluídos nos nossos estudos, esta observação precisa de ser verificada e a nossa hipótese deve, por isso, ser testada numa coorte maior, constituída por biópsias de glândulas salivares de doentes com SSp e também de indivíduos de controlo que não preenchem os critérios AECC e têm uma morfologia de glândula normal sem sinais de inflamação focal. Talvez as amígdalas possam também ser utilizadas como um controlo adicional para indivíduos que não sofram dos sintomas comuns da SS de olhos secos e boca seca.

Ao examinar o padrão de células plasmáticas de curta e longa duração na medula óssea do modelo NOD.B10.H2b, a deteção de megacariócitos na proximidade de células plasmáticas sugere a presença de nichos de sobrevivência de células plasmáticas. No entanto, uma investigação mais aprofundada do microambiente da medula óssea ajudaria a explorar melhor este conceito. Além disso, poderiam ser realizados mais estudos num modelo murino de pSS, a fim de compreender melhor o regresso das células B de memória durante a patogénese da SS. Isto poderia incluir um exame mais pormenorizado do microambiente da medula óssea, para além do padrão das células B de memória nas glândulas salivares e nos gânglios linfáticos destes ratinhos.

Além disso, é necessária uma caraterização adicional do padrão de expressão de Ro52 no que respeita ao padrão das células B e T nas glândulas salivares menores de doentes com ESP. Tal pode ser efectuado através de imunohistoquímica e de uma série de experiências de dupla coloração com a utilização de marcadores gerais de células B e T, tais como CD20 e CD3.

Um dos desafios terapêuticos actuais consiste em visar as células plasmáticas auto-reactivas na autoimunidade. Isto deve-se, em parte, à falta de marcadores que distingam os diferentes subconjuntos de plasmócitos. Para além da caraterização imunohistoquímica realizada neste estudo, talvez fosse possível realizar um exame mais aprofundado das propriedades fundamentais dos plasmócitos de vida curta e longa. Esta abordagem poderia ser efectuada, em primeiro lugar, através do isolamento destas células do tecido, seguido, por exemplo, de microarrays específicos de células B. Deste modo, seria possível identificar possíveis novos marcadores para distinguir o subconjunto de plasmócitos de longa duração e, por sua vez, direcionar estas células para a terapia e desenvolver novos tratamentos para a SS.

7 AGRADECIMENTOS

Gostaria de agradecer aos meus supervisores de doutoramento, o cientista sénior Karl A. Brokstad e a professora Kathrine Skarstein, pelo apoio constante e pela confiança que depositaram em mim. Além disso, os meses passados na Unidade de Reumatologia Experimental do Instituto Karolinska, em Estocolmo, sob a supervisão da professora Marie Wahren-Herlenius, foram os quatro meses mais impressionantes do início da minha carreira académica. Por último, a minha mais profunda gratidão à minha família e aos meus amigos, sem os quais não teria embarcado na minha viagem científica. Obrigado por me terem sempre apoiado quando mais precisei.

- O melhor ainda está para vir!

Frank Sinatra

8 REFERÊNCIAS

1. Medzhitov, R., *et al.* Destaques de 10 anos de imunologia na Nature Reviews Immunology. *Revisões da natureza. Immunology* **11**, 693-702 (2011).

2. Germain, R.N. An innately interesting decade of research in immunology. *Nat Med* **10**, 1307-1320 (2004).

3. Abbas, A.K., Lichtman, A.H. & Pillai, S. *Cellular and molecular immunology*, (Elsevier Saunders, Philadelphia, Penn., 2012).

4. Lemaitre, B., Nicolas, E., Michaut, L., Reichhart, J.M. & Hoffmann, J.A. The dorsoventral regulatory gene cassette spatzle/Toll/cactus controls the potent antifungal response in Drosophila adults. *Cell* **86**, 973-983 (1996).

5. Medzhitov, R., Preston-Hurlburt, P. & Janeway, C.A., Jr. Um homólogo humano da proteína Toll de Drosophila sinaliza a ativação da imunidade adaptativa. *Nature* **388**, 394-397 (1997).

6. Meylan, E., Tschopp, J. & Karin, M. Intracellular pattern recognition receptors in the host response. *Nature* **442**, 39-44 (2006).

7. Shi, C. & Pamer, E.G. Monocyte recruitment during infection and inflammation. *Revisões da natureza. Immunology* **11**, 762-774 (2011).

8. Amer, A.O. & Swanson, M.S. A phagosome of one's own: a microbial guide to life in the macrophage. *Current opinion in microbiology* **5**, 56-61 (2002).

9. Geissmann, F., *et al.* Development of monocytes, macrophages, and dendritic cells (Desenvolvimento de monócitos, macrófagos e células dendríticas). *Science* **327**, 656-661 (2010).

10. Svensson, M., Pfeifer, J., Stockinger, B. & Wick, M.J. Bacterial antigen delivery systems: phagocytic processing of bacterial antigens for MHC-I and MHC-II presentation to T cells. *Behring Institute Mitteilungen*, 197211 (1997).

11. Ljunggren, H.G. & Karre, K. In search of the 'missing self': Moléculas MHC e reconhecimento de células NK. *Immunol Today* **11**, 237-244 (1990).

12. Solana, R., Serrano, R. & Pena, J. Antigénios MHC no reconhecimento e lise de células NK. *Immunol Today* **12**, 95 (1991).

13. Janeway, C. *Immunobiology : the immune system in health and disease*, (Garland Science ;
Churchill Livingstone, Nova Iorque; Londres
Oxford, 2005).

14. Murphy, K.P., *et al. Janeway's immunobiology*, (Garland Science, New York, N.Y. ; London, 2012).

15. Noelle, R.J. & Nowak, E.C. Cellular sources and immune functions of interleukin-9. *Revisões da natureza. Immunology* **10**, 683-687 (2010).

16. Saraiva, M. & O'Garra, A. A regulação da produção de IL-10 pelas células imunitárias. *Nature Reviews. Immunology* **10**, 170-181 (2010).

17. Kalinski, P., Hilkens, C.M., Wierenga, E.A. & Kapsenberg, M.L. T-cell priming by type-1 and type-2 polarized dendritic cells: the concept of a third signal. *Immunol Today* **20**, 561-567 (1999).

18. Jenkins, M.K., Taylor, P.S., Norton, S.D. & Urdahl, K.B. CD28 fornece um sinal coestimulatório envolvido na produção de IL-2 específica do antigénio por células T humanas. *J Immunol* **147**, 2461-2466 (1991).

19. Delves, P.J. & Roitt, I.M. O sistema imunitário. Primeira de duas partes. *The New England journal of medicine* **343**, 37-49 (2000).

20. Delves, P.J. & Roitt, I.M. O sistema imunitário. Segunda de duas partes. *The New*

England journal of medicine **343**, 108-117 (2000).
21. Lund, F.E., Garvy, B.A., Randall, T.D. & Harris, D.P. Regulatory roles for cytokine-producing B cells in infection and autoimmune disease. *Current diretions in autoimmunity* **8**, 25-54 (2005).
22. Pasare, C. & Medzhitov, R. Control of B-cell responses by Toll-like receptors. *Nature* **438**, 364-368 (2005).
23. Tonegawa, S. Geração somática de diversidade de anticorpos. *Nature* **302**, 575581 (1983).
24. Chen, C., Prak, E.L. & Weigert, M. Editing disease-associated autoantibodies. *Immunity* **6**, 97-105 (1997).
25. Pelanda, R., *et al.* Edição de receptores num modelo de rato transgénico: local, eficiência e papel na tolerância das células B e na diversificação de anticorpos. *Immunity* **7**, 765-775 (1997).
26. Melamed, D., Benschop, R.J., Cambier, J.C. & Nemazee, D. Developmental regulation of B lymphocyte immune tolerance compartmentalizes clonal selection from recetor selection. *Cell* **92**, 173182 (1998).
27. MacLennan, I.C., *et al.* Extrafollicular antibody responses. *Immunol Rev* **194**, 8-18 (2003).
28. Teng, G. & Papavasiliou, F.N. Immunoglobulin somatic hypermutation. *Revisão anual de genética* **41**, 107-120 (2007).
29. Kosco-Vilbois, M.H. & Scheidegger, D. Follicular dendritic cells: antigen retention, B cell activation, and cytokine production. *Current topics in microbiology and immunology* **201**, 69-82 (1995).
30. Papavasiliou, F., *et al.* V(D)J recombination in mature B cells: a mechanism for altering antibody responses. *Science* **278**, 298-301 (1997).
31. Longo, N.S. & Lipsky, P.E. Why do B cells mutate their immunoglobulin receptors? *Trends in immunology* **27**, 374-380 (2006).
32. Fujieda, S., Saxon, A. & Zhang, K. Diret evidence that gamma 1 and gamma 3 switching in human B cells is interleukin-10 dependent. *Molecular immunology* **33**, 1335-1343 (1996).
33. Lebman, D.A. & Coffman, R.L. Interleukin 4 causes isotype switching to IgE in T cell-stimulated clonal B cell cultures. *J Exp Med* **168**, 853-862 (1988).
34. Lundgren, M., *et al.* A interleucina 4 induz a síntese de IgE e IgG4 em células B humanas. *Eur J Immunol* **19**, 1311-1315 (1989).
35. Ozaki, K., *et al.* A critical role for IL-21 in regulating immunoglobulin production. *Science* **298**, 1630-1634 (2002).
36. Pene, J., *et al.* A produção de IgE por linfócitos humanos normais é induzida pela interleucina 4 e suprimida pelos interferões gama e alfa e pela prostaglandina E2. *Proc Natl Acad Sci U S A* **85**, 6880-6884 (1988).
37. Arpin, C., *et al.* Generation of memory B cells and plasma cells in vitro. *Science* **268**, 720-722 (1995).
38. Castigli, E., *et al.* TACI e BAFF-R medeiam a mudança de isótipo nas células B. *J Exp Med* **201**, 35-39 (2005).
39. Daridon, C., Youinou, P. & Pers, J.O. BAFF, APRIL, TWE-PRIL: quem é quem? *Autoimmun Rev* **7**, 267-271 (2008).
40. Glaum, M.C., *et al.* Toll-like recetor 7-induced naive human B-cell differentiation and immunoglobulin production. *The Journal of allergy and clinical immunology* **123**, 224-230 e224 (2009).

41. He, B., *et al.* As células B do linfoma evitam a apoptose através dos membros da família TNF BAFF/BLyS e APRIL. *J Immunol* **172**, 3268-3279 (2004).
42. He, B., Qiao, X. & Cerutti, A. O ADN CpG induz a recombinação do ADN do comutador da classe IgG activando as células B humanas através de uma via inata que requer TLR9 e coopera com IL-10. *J Immunol* **173**, 4479-4491 (2004).
43. Litinskiy, M.B., *et al.* DCs induce CD40-independent immunoglobulin class switching through BLyS and APRIL. *Nature immunology* **3**, 822-829 (2002).
44. Ruprecht, C.R. & Lanzavecchia, A. Toll-like recetor stimulation as a third signal required for activation of human naive B cells. *Eur J Immunol* **36**, 810-816 (2006).
45. Crotty, S., *et al.* Cutting edge: long-term B cell memory in humans after smallpox vaccination. *J Immunol* **171**, 4969-4973 (2003).
46. Lausen, B.F., Hougs, L., Schejbel, L., Heilmann, C. & Barington, T. Human memory B cells transferred by allogenic bone marrow transplantation contribute significantly to the antibody repertoire of the recipient. *J Immunol* **172**, 3305-3318 (2004).
47. Tangye, S.G. & Tarlinton, D.M. Memory B cells: effectors of long-lived immune responses. *Eur J Immunol* **39**, 2065-2075 (2009).
48. Shapiro-Shelef, M. & Calame, K. Regulation of plasma-cell development. *Nature reviews. Immunology* **5**, 230-242 (2005).
49. Angelin-Duclos, C., Cattoretti, G., Lin, K.I. & Calame, K. Commitment of B lymphocytes to a plasma cell fate is associated with Blimp-1 expression in vivo. *J Immunol* **165**, 5462-5471 (2000).
50. Kallies, A., *et al.* O início da diferenciação das células plasmáticas é independente de
o fator de transcrição Blimp-1. *Immunity* **26**, 555-566 (2007).
51. Klein, U., *et al.* O fator de transcrição IRF4 controla a diferenciação dos plasmócitos e a recombinação de comutadores de classe. *Nature immunology* **7**, 773-782 (2006).
52. van Anken, E., *et al.* Ondas sequenciais de proteínas funcionalmente relacionadas são
expresso quando as células B se preparam para a secreção de anticorpos. *Immunity* **18**, 243253 (2003).
53. Ma, Y. & Hendershot, L.M. The stressful road to antibody secretion. *Nature immunology* **4**, 310-311 (2003).
54. Iwakoshi, N.N., *et al.* A diferenciação das células plasmáticas e a resposta às proteínas desdobradas cruzam-se no fator de transcrição XBP-1. *Nature immunology* **4**, 321-329 (2003).
55. Manz, R.A., Thiel, A. & Radbruch, A. Lifetime of plasma cells in the bone marrow. *Nature* **388**, 133-134 (1997).
56. Slifka, M.K., Antia, R., Whitmire, J.K. & Ahmed, R. Humoral immunity due to long-lived plasma cells. *Immunity* **8**, 363-372 (1998).
57. Radbruch, A., *et al.* Competence and competition: the challenge of becoming a long-lived plasma cell. *Nature reviews. Immunology* **6**, 741750 (2006).
58. Szyszko, E.A., *et al.* As glândulas salivares de doentes com síndrome de Sjogren primária expressam factores vitais para a sobrevivência das células plasmáticas. *Arthritis Res Ther* **13**, R2 (2011).
59. Ellyard, J.I., Avery, D.T., Mackay, C.R. & Tangye, S.G. Contribuição das células estromais para a migração, função e retenção de plasmócitos no baço humano: papéis potenciais de CXCL12, IL-6 e CD54. *Eur J Immunol* **35**, 699-708 (2005).

60. Tarlinton, D., Radbruch, A., Hiepe, F. & Dorner, T. Plasma cell differentiation and survival. *Opinião atual em imunologia* **20**, 162-169 (2008).
61. Manz, R.A., Lohning, M., Cassese, G., Thiel, A. & Radbruch, A. Survival of long-lived plasma cells is independent of antigen. *International immunology* **10**, 1703-1711 (1998).
62. Moser, K., Tokoyoda, K., Radbruch, A., MacLennan, I. & Manz, R.A. Stromal niches, plasma cell differentiation and survival. *Current opinion in immunology* **18**, 265-270 (2006).
63. Poe, J.C., Hasegawa, M. & Tedder, TF CD19, CD21 e CD22: reguladores de resposta multifacetados da transdução de sinal dos linfócitos B. *International reviews of immunology* **20**, 739-762 (2001).
64. Deans, J.P., *et al.* Association of 75/80-kDa phosphoproteins and the tyrosine kinases Lyn, Fyn, and Lck with the B cell molecule CD20. Evidência contra o envolvimento das regiões citoplasmáticas de CD20. *The Journal of biological chemistry* **270**, 22632-22638 (1995).
65. Bohnhorst, J.O., Bjorgan, M.B., Thoen, J.E., Natvig, J.B. & Thompson, K.M. Bm1-Bm5 classification of peripheral blood B cells reveals circulating germinal center founder cells in healthy individuals and disturbance in the B cell subpopulations in patients with primary Sjogren's syndrome. *J Immunol* **167**, 3610-3618 (2001).
66. Pieper, K., Grimbacher, B. & Eibel, H. B-cell biology and development. *The Journal of allergy and clinical immunology* **131**, 959-971 (2013).
67. Varin, M.M., *et al.* Quebra da tolerância das células B na síndrome de Sjogren: foco no BAFF. *Autoimmun Rev* **9**, 604-608 (2010).
68. Guerrier, T., Youinou, P., Pers, J.O. & Jamin, C. TLR9 impulsiona o desenvolvimento de células B de transição para a via da zona marginal e promove a autoimunidade. *J Autoimmun* **39**, 173-179 (2012).
69. Agematsu, K., Hokibara, S., Nagumo, H. & Komiyama, A. CD27: a memory B-cell marker. *Immunol Today* **21**, 204-206 (2000).
70. Sanz, I., Wei, C., Lee, F.E. & Anolik, J. Phenotypic and functional heterogeneity of human memory B cells. *Semin Immunol* **20**, 67-82 (2008).
71. Pascual, V., *et al.* Análise de mutações somáticas em cinco subgrupos de células B da amígdala humana. *J Exp Med* **180**, 329-339 (1994).
72. Calame, K.L. Plasma cells: finding new light at the end of B cell development. *Nature immunology* **2**, 1103-1108 (2001).
73. Sanderson, R.D., Lalor, P. & Bernfield, M. B lymphocytes express and lose syndecan at specific stages of differentiation. *Cell regulation* **1**, 27-35 (1989).
74. Brisslert, M., *et al.* Caracterização fenotípica e funcional das células B CD25+ humanas. *Immunology* **117**, 548-557 (2006).
75. Lemoine, S., Morva, A., Youinou, P. & Jamin, C. Regulatory B cells in autoimmune diseases: how do they work? *Ann N Y Acad Sci* **1173**, 260267 (2009).
76. Iwata, Y., *et al.* Caracterização de um subconjunto raro de células B compatíveis com IL-10
em seres humanos que se assemelham às células B10 reguladoras do rato. *Blood* **117**, 530-541 (2011).
77. Jonsson, M.V., Delaleu, N. & Jonsson, R. Modelos animais da síndrome de Sjogren. *Clin Rev Allergy Immunol* **32**, 215-224 (2007).
78. Mamula, M.J. Células B: Já não estão apenas a produzir ig. *Arthritis Rheum* (2013).
79. Goodnow, C.C., Crosbie, J., Jorgensen, H., Brink, R.A. & Basten, A. Induction

of self-tolerance in mature peripheral B lymphocytes. *Nature* **342**, 385-391 (1989).
80. Kappler, J.W., Roehm, N. & Marrack, P. T cell tolerance by clonal elimination in the thymus. *Cell* **49**, 273-280 (1987).
81. Radic, M.Z., Erikson, J., Litwin, S. & Weigert, M. B lymphocytes may escape tolerance by revising their antigen receptors. *J Exp Med* **177**, 11651173 (1993).
82. Tiegs, S.L., Russell, D.M. & Nemazee, D. Recetor editing in selfreactive bone marrow B cells. *J Exp Med* **177**, 1009-1020 (1993).
83. Jordan, M.S., *et al.* Seleção tímica de células T reguladoras CD4+CD25+ induzida por um auto-peptídeo agonista. *Nature immunology* **2**, 301-306 (2001).
84. Quill, H. & Schwartz, R.H. Estimulação de clones de células T indutoras normais com antigénio apresentado por moléculas Ia purificadas em membranas lipídicas planas: indução específica de um estado de longa duração de não resposta proliferativa. *J Immunol* **138**, 3704-3712 (1987).
85. Watanabe-Fukunaga, R., Brannan, C.I., Copeland, N.G., Jenkins, N.A. & Nagata, S. Lymphoproliferation disorder in mice explained by defects in Fas antigen that mediates apoptosis. *Nature* **356**, 314-317 (1992).
86. Sakaguchi, S., Sakaguchi, N., Asano, M., Itoh, M. & Toda, M. Auto-tolerância imunológica mantida por células T activadas que expressam cadeias alfa do recetor de IL-2 (CD25). A quebra de um único mecanismo de auto-tolerância causa várias doenças auto-imunes. *J Immunol* **155**, 11511164 (1995).
87. Katz, S.I., Parker, D. & Turk, J.L. B-cell suppression of delayed hypersensitivity reactions (Supressão das células B nas reacções de hipersensibilidade retardada). *Nature* **251**, 550-551 (1974).
88. Mizoguchi, A. & Bhan, A.K. A case for regulatory B cells. *J Immunol* **176**, 705-710 (2006).
89. Root-Bernstein, R. & Fairweather, D. Complexidades na relação entre infeção e autoimunidade. *Relatórios actuais de alergia e asma* **14**, 407 (2014).
90. Wardemann, H., *et al.* Produção predominante de auto-anticorpos pelos primeiros precursores de células B humanas. *Science* **301**, 1374-1377 (2003).
91. Jonsson, R., Tarkowski, A. & Klareskog, L. Um procedimento de desmineralização para uso imunohistopatológico. O tratamento com EDTA preserva os antigénios de superfície das células linfóides. *J Immunol Methods* **88**, 109-114 (1986).
92. von Bultzingslowen, I., *et al.* Disfunção salivar associada a doenças sistémicas: revisão sistemática e recomendações de gestão clínica. *Oral surgery, oral medicine, oral pathology, oral radiology, and endodontics* **103 Suppl**, S57 e51-15 (2007).
93. Szodoray, P. & Jonsson, R. The BAFF/APRIL system in systemic autoimmune diseases with a special emphasis on Sjogren's syndrome. *Scand J Immunol* **62**, 421-428 (2005).
94. Whitacre, C.C. Sex differences in autoimmune disease (Diferenças de sexo nas doenças auto-imunes). *Nature immunology* **2**, 777-780 (2001).
95. Bolstad, A.I. & Jonsson, R. Genetic aspects of Sjogren's syndrome (Aspectos genéticos da síndrome de Sjogren). *Arthritis research* **4**, 353-359 (2002).
96. Haga, H.J. & Rygh, T. The prevalence of hyperprolactinemia in patients with primary Sjogren's syndrome. *J Rheumatol* **26**, 1291-1295 (1999).
97. Invernizzi, P., *et al.* X chromosome monosomy: a common mechanism for autoimmune diseases. *J Immunol* **175**, 575-578 (2005).
98. Pauklin, S., Sernandez, I.V., Bachmann, G., Ramiro, A.R. & Petersen-Mahrt, S.K. Estrogen directly activates AID transcription and function. *J Exp Med* **206**, 99-111 (2009).

99. Spector, T.D., *et al.* Níveis de testosterona livre e sérica em 276 homens: um estudo comparativo de artrite reumatoide, espondilite anquilosante e controlos saudáveis. *Clinical rheumatology* **8**, 37-41 (1989).
100. Miceli-Richard, C., *et al.* O polimorfismo de inserção/deleção CGGGG do promotor do IRF5 é um forte fator de risco para a síndrome de Sjogren primária. *Arthritis Rheum* **60**, 1991-1997 (2009).
101. Nordmark, G., *et al.* Efeitos aditivos dos principais alelos de risco de IRF5 e STAT4 na síndrome de Sjogren primária. *Genes and immunity* **10**, 68-76 (2009).
102. Nordmark, G., *et al.* Associação das variantes dos genes EBF1, FAM167A(C8orf13)-BLK e TNFSF4 com a síndrome de Sjogren primária. *Genes and immunity* **12**, 100-109 (2011).
103. Lessard, C.J., *et al.* Variantes em múltiplos loci implicados nas respostas imunitárias inatas e adaptativas estão associadas à síndrome de Sjogren. *Nature genetics* **45**, 1284-1292 (2013).
104. Emamian, E.S., *et al.* Peripheral blood gene expression profiling in Sjogren's syndrome (Perfil de expressão de genes no sangue periférico na síndrome de Sjogren). *Genes and immunity* **10**, 285-296 (2009).
105. Bolstad, A.I., *et al.* Associação entre variantes genéticas no locus do fator de necrose tumoral/linfotoxina alfa/linfotoxina beta e síndrome de Sjogren primária em amostras escandinavas. *Ann Rheum Dis* **71**, 981-988 (2012).
106. Jonsson, R., *et al.* A complexidade da síndrome de Sjogren: novos aspectos da patogénese. *Immunol Lett* **141**, 1-9 (2011).
107. Kassan, S.S. & Moutsopoulos, H.M. Clinical manifestations and early diagnosis of Sjogren syndrome (Manifestações clínicas e diagnóstico precoce da síndrome de Sjogren). *Arch Intern Med* **164**, 1275-1284 (2004).
108. Baldini, C., *et al.* A síndrome de Sjogren primária como uma doença multiorgânica: impacto do perfil serológico na apresentação clínica da doença numa grande coorte de doentes italianos. *Rheumatology (Oxford)* (2013).
109. Baer, A.N., Maynard, J.W., Shaikh, F., Magder, L.S. & Petri, M. Secondary Sjogren's syndrome in systemic lupus erythematosus defines a distinct disease subset. *J Rheumatol* **37**, 1143-1149 (2010).
110. Antero, D.C., Parra, A.G., Miyazaki, F.H., Gehlen, M. & Skare, T.L. Síndrome de Sjogren secundária e atividade da doença na artrite reumatoide. *Rev Assoc Med Bras* **57**, 319-322 (2011).
111. Vitali, C., *et al.* Classification criteria for Sjogren's syndrome: a revised version of the European criteria proposed by the American-European Consensus Group. *Ann Rheum Dis* **61**, 554-558 (2002).
112. Draborg, AH, Duus, K. & Houen, G. Vírus Epstein-Barr em doenças autoimunes sistémicas. *Imunologia clínica e do desenvolvimento* **2013**, 535738 (2013).
113. Pasoto, S.G., *et al.* Perfil serológico de reativação do EBV na síndrome de Sjogren primária: um gatilho subjacente ao envolvimento articular ativo? *Rheumatology international* **33**, 1149-1157 (2013).
114. Garberg, H., Jonsson, R. & Brokstad, K.A. The serological pattern of autoantibodies to the Ro52, Ro60, and La48 autoantigens in primary Sjogren's syndrome patients and healthy controls. *Scand J Rheumatol* **34**, 49-55 (2005).
115. Halse, A., Wahren-Herlenius, M. & Jonsson, R. Ro/SS-A- and La/SS-B- reactive B lymphocytes in peripheral blood of patients with Sjogren's syndrome. *Clin Exp Immunol* **115**, 208-213 (1999).

116. Jonsson, R., Theander, E., Sjostrom, B., Brokstad, K. & Henriksson, G. Autoanticorpos presentes antes do início dos sintomas na síndrome de Sjogren primária. *JAMA: o jornal da Associação Médica Americana* **310**, 1854-1855 (2013).
117. Appel, S., *et al.* Potencial associação de variantes do gene do recetor muscarínico 3 com a síndrome de Sjogren primária. *Ann Rheum Dis* **70**, 1327-1329 (2011).
118. Atkinson, J.C., *et al.* Fator reumatoide IgA e complexos imunes contendo IgA na síndrome de Sjogren primária. *J Rheumatol* **16**, 1205-1210 (1989).
119. Markusse, H.M., *et al.* Isótipos do fator reumatoide no soro e no fluido salivar de doentes com síndrome de Sjogren primária. *Clinical immunology and immunopathology* **66**, 26-32 (1993).
120. Bacman, S., *et al.* Anticorpos circulantes contra os receptores muscarínicos M3 da glândula parótida do rato na síndrome de Sjogren primária. *Clin Exp Immunol* **104**, 454-459 (1996).
121. Youinou, P., Devauchelle-Pensec, V. & Pers, J.O. Significance of B cells and B cell clonality in Sjogren's syndrome. *Arthritis Rheum* **62**, 26052610 (2010).
122. Bohnhorst, J.O., *et al.* A diferenciação anormal das células B na síndrome de Sjogren primária resulta numa percentagem deprimida de células B de memória circulantes e em níveis elevados de CD27 solúvel que se correlacionam com a concentração de IgG sérica. *Clin Immunol* **103**, 79-88 (2002).
123. Bohnhorst, J.O., Thoen, J.E., Natvig, J.B. & Thompson, K.M. Significantemente deprimida a percentagem de células B CD27+ (memória) entre as células B do sangue periférico em pacientes com síndrome de Sjogren primária. *Scand J Immunol* **54**, 421-427 (2001).
124. Hansen, A., *et al.* Anomalias na memória das células B periféricas de doentes com síndrome de Sjogren primária. *Arthritis Rheum* **50**, 1897-1908 (2004).
125. Dauphinee, M., Tovar, Z. & Talal, N. As células B que expressam CD5 estão aumentadas na síndrome de Sjogren. *Arthritis Rheum* **31**, 642-647 (1988).
126. Jonsson, R., *et al.* A complexidade da síndrome de Sjogren: Novos aspectos da patogénese. *Immunol Lett* (2011).
127. Jonsson, R., Kroneld, U., Backman, K., Magnusson, B. & Tarkowski, A. Progression of sialadenitis in Sjogren's syndrome. *Br J Rheumatol* **32**, 578-581 (1993).
128. Jonsson, R., Nginamau, E., Szyszko, E. & Brokstad, K.A. Role of B cells in Sjogren's syndrome--from benign lymphoproliferation to overt malignancy. *Front Biosci* **12**, 2159-2170 (2007).
129. Hansen, A., Lipsky, P.E. & Dorner, T. B cells in Sjogren's syndrome: indications for disturbed selection and differentiation in ectopic lymphoid tissue. *Arthritis Res Ther* **9**, 218 (2007).
130. Jonsson, R., Moen, K., Vestrheim, D. & Szodoray, P. Current issues in Sjogren's syndrome. *Oral diseases* **8**, 130-140 (2002).
131. Amft, N., *et al.* A expressão ectópica da quimiocina BCA-1 (CXCL13) que atrai as células B nas células endoteliais e nos folículos linfóides contribui para o estabelecimento de estruturas semelhantes a centros germinativos na síndrome de Sjogren. *Arthritis Rheum* **44**, 2633-2641 (2001).
132. Salomonsson, S., *et al.* Base celular da formação de centros germinativos ectópicos e da produção de auto-anticorpos no órgão alvo de doentes com síndrome de Sjogren. *Arthritis Rheum* **48**, 3187-3201 (2003).
133. Jonsson, M.V., Skarstein, K., Jonsson, R. & Brun, J.G. Serological implications of germinal center-like structures in primary Sjogren's syndrome. *J Rheumatol* **34**, 2044-2049

(2007).
134. Bombardieri, M., *et al.* A expressão de citidina desaminase induzida por ativação em redes de células dendríticas foliculares e grandes células B interfoliculares apoia a funcionalidade da neogénese linfoide ectópica na sialoadenite autoimune e no linfoma MALT na síndrome de Sjogren. *J Immunol* **179**, 4929-4938 (2007).
135. Tew, J.G., *et al.* Germinal centers and antibody production in bone marrow (Centros germinais e produção de anticorpos na medula óssea). *Immunol Rev* **126**, 99-112 (1992).
136. Reparon-Schuijt, C.C., *et al.* Functional analysis of rheumatoid factorproducing B cells from the synovial fluid of rheumatoid arthritis patients. *Arthritis Rheum* **41**, 2211-2220 (1998).
137. Olee, T., *et al.* Genetic analysis of self-associating immunoglobulin G rheumatoid factors from two rheumatoid synovia implicates an antigen- driven response. *J Exp Med* **175**, 831-842 (1992).
138. Tengner, P., Halse, A.K., Haga, H.J., Jonsson, R. & Wahren-Herlenius, M. Deteção de células produtoras de auto-anticorpos anti-Ro/SSA e anti-La/SSB em glândulas salivares de pacientes com síndrome de Sjogren. *Arthritis Rheum* **41**, 2238-2248 (1998).
139. Salomonsson, S. & Wahren-Herlenius, M. A produção local de autoanticorpos Ro/SSA e La/SSB no órgão-alvo coincide com níveis elevados de anticorpos circulantes no soro de doentes com síndrome de Sjogren. *Scand J Rheumatol* **32**, 79-82 (2003).
140. Johnsen, S.J., *et al.* Risco de linfoma não-Hodgkin na síndrome de Sjogren primária: um estudo de base populacional. *Arthritis care & research* **65**, 816821 (2013).
141. Theander, E., *et al.* A organização linfoide em biópsias de glândulas salivares labiais é um possível indicador do desenvolvimento de linfoma maligno na síndrome de Sjogren primária. *Ann Rheum* **Dis 70**, 1363-1368 (2011).
142. Theander, E., *et al.* Lymphoma and other malignancies in primary Sjogren's syndrome: a cohort study on cancer incidence and lymphoma predictors. *Ann Rheum Dis* **65**, 796-803 (2006).
143. Ekstrom Smedby, K., *et al.* Autoimmune disorders and risk of nonHodgkin lymphoma subtypes: a pooled analysis within the InterLymph Consortium. *Blood* **111**, 4029-4038 (2008).
144. Tsunawaki, S., *et al.* Possível função das células epiteliais das glândulas salivares como células não profissionais apresentadoras de antigénios no desenvolvimento da síndrome de Sjogren. *J Rheumatol* **29**, 1884-1896 (2002).
145. Barone, F., *et al.* Expressão de CXCL13, CCL21 e CXCL12 nas glândulas salivares de doentes com síndrome de Sjogren e linfoma MALT: associação com áreas reactivas e malignas da organização linfoide. *J Immunol* **180**, 5130-5140 (2008).
146. Dimitriou, I.D., Kapsogeorgou, E.K., Moutsopoulos, H.M. & Manoussakis, M.N. CD40 on salivary gland epithelial cells: high constitutive expression by cultured cells from Sjogren's syndrome patients indicating their intrinsic activation. *Clin Exp Immunol* **127**, 386-392 (2002).
147. Fox, R.I., Kang, H.I., Ando, D., Abrams, J. & Pisa, E. Cytokine mRNA expression in salivary gland biopsies of Sjogren's syndrome. *J Immunol* **152**, 5532-5539 (1994).
148. Bave, U., *et al.* Ativação do sistema de interferão tipo I na síndrome de Sjogren primária: um possível mecanismo etiopatogénico. *Arthritis Rheum* **52**, 1185-1195 (2005).
149. Cornec, D., *et al.* Células B na síndrome de Sjogren: da fisiopatologia ao diagnóstico e tratamento. *J Autoimmun* **39**, 161-167 (2012).
150. Jonsson, M.V., Szodoray, P., Jellestad, S., Jonsson, R. & Skarstein, K. Associação

entre os níveis circulantes dos novos membros da família TNF APRIL e BAFF e a organização linfoide na síndrome de Sjogren primária. *Journal of clinical immunology* **25**, 189-201 (2005).
151. Groom, J., *et al.* Association of BAFF/BLyS overexpression and altered B cell differentiation with Sjogren's syndrome. *J Clin Invest* **109**, 59-68 (2002).
152. Ittah, M., *et al.* O fator ativador de células B da família do fator de necrose tumoral (BAFF) é expresso sob estimulação por interferão nas células epiteliais das glândulas salivares na síndrome de Sjogren primária. *Arthritis Res Ther* **8**, R51 (2006).
153. Varin, M.M., *et al.* Na síndrome de Sjogren, os linfócitos B induzem as células epiteliais das glândulas salivares em apoptose através da ativação da proteína quinase C delta. *Autoimmun Rev* **11**, 252-258 (2012).
154. Clark, G., Reichlin, M. & Tomasi, T.B., Jr. Caracterização de um antigénio citoplasmático solúvel reativo com soros de doentes com lúpus eritematoso sistémico. *J Immunol* **102**, 117-122 (1969).
155. Alspaugh, M.A. & Tan, E.M. Antibodies to cellular antigens in Sjogren's syndrome. *J Clin Invest* **55**, 1067-1073 (1975).
156. Reymond, A., *et al.* A família de motivos tripartidos identifica os compartimentos celulares. *EMBO J* **20**, 2140-2151 (2001).
157. Robinson, C.P., *et al.* Um novo modelo murino derivado de NOD da síndrome de Sjogren primária. *Arthritis Rheum* **41**, 150-156 (1998).
158. Dorner, T. & Radbruch, A. Antibodies and B cell memory in viral immunity. *Immunity* **27**, 384-392 (2007).
159. Espinosa, A., *et al.* O autoantigénio Ro52 associado à síndrome de Sjogren é uma E3 ligase que regula a proliferação e a morte celular. *J Immunol* **176**, 6277-6285 (2006).
160. Wada, K. & Kamitani, T. O autoantigénio Ro52 é uma ubiquitina ligase E3. *Biochem Biophys Res Commun* **339**, 415-421 (2006).
161. Hershko, A., Heller, H., Elias, S. & Ciechanover, A. Componentes do sistema ubiquitina-proteína ligase. Resolução, purificação por afinidade e papel na degradação das proteínas. *The Journal of biological chemistry* **258**, 82068214 (1983).
162. Nguyen, C., *et al.* Papel do complemento e dos linfócitos B na exocrinopatia autoimune semelhante à síndrome de Sjogren dos ratinhos NOD.B10-H2b. *Molecular immunology* **43**, 1332-1339 (2006).
163. Oke, V., *et al.* Expressão elevada de Ro52 na inflamação cutânea espontânea e induzida por UV. *J Invest Dermatol* **129**, 2000-2010 (2009).
164. Kong, H.J., *et al.* Vanguarda: o autoantigénio Ro52 é uma E3 ligase induzida por interferão que ubiquitina o IRF-8 e aumenta a expressão de citocinas nos macrófagos. *J Immunol* **179**, 26-30 (2007).
165. Higgs, R., *et al.* A E3 ubiquitina ligase Ro52 regula negativamente a produção de IFN-beta após o reconhecimento do agente patogénico através da degradação do IRF3 mediada pela polubiquitina. *J Immunol* **181**, 1780-1786 (2008).
166. Espinosa, A., *et al.* A perda do auto-antigénio lúpico Ro52/Trim21 induz a inflamação dos tecidos e a autoimunidade sistémica ao desregular a via IL-23-Th17. *J Exp Med* **206**, 1661-1671 (2009).
167. Strandberg, L., *et al.* O interferão-alfa induz a regulação positiva e a translocação nuclear do autoantigénio Ro52, tal como detectado por um painel de novos anticorpos monoclonais específicos para Ro52. *Journal of clinical immunology* **28**, 220-231 (2008).
168. Manz, R.A., Hauser, A.E., Hiepe, F. & Radbruch, A. Manutenção dos níveis de anticorpos séricos. *Annu Rev Immunol* **23**, 367-386 (2005).

169. Yoshimi, R., *et al.* O estudo de disrupção de genes revela um papel não redundante para TRIM21/Ro52 na expressão de citocinas dependentes de NF-kappaB em fibroblastos. *J Immunol* **182**, 7527-7538 (2009).
170. Bozic, B., Pruijn, G.J., Rozman, B. & van Venrooij, W.J. Seres de pacientes com doenças reumáticas reconhecem diferentes regiões epítopo na proteína Ro/SS-A de 52-kD. *Clin Exp Immunol* **94**, 227-235 (1993).
171. Ottosson, L., *et al.* Caracterização estrutural, funcional e imunológica de subdomínios dobrados na proteína Ro52 visada na síndrome de Sjogren. *Molecular immunology* **43**, 588-598 (2006).
172. Quartuccio, L., *et al.* Os critérios de classificação da síndrome de Sjogren: questões para a sua melhoria a partir do estudo de uma grande coorte italiana de doentes. *Ann Rheum Dis* (2014).
173. Rasmussen, A., *et al.* Comparação dos critérios de classificação da síndrome de Sjogren do Grupo de Consenso Americano-Europeu com os critérios recentemente propostos pelo Colégio Americano de Reumatologia numa coorte de sicca grande e cuidadosamente caracterizada. *Ann Rheum Dis* **73**, 31-38 (2014).
174. Shiboski, S.C., *et al.* Critérios de classificação do Colégio Americano de Reumatologia para a síndrome de Sjogren: uma abordagem de consenso de peritos, baseada em dados, na coorte da Aliança Clínica Colaborativa Internacional de Sjogren . *Arthritis care & research* **64**, 475-487 (2012).
175. Cornec, D., *et al.* Contribuição da ecografia das glândulas salivares para o diagnóstico da síndrome de Sjogren: rumo a novos critérios de diagnóstico? *Arthritis Rheum* **65**, 216-225 (2013).
176. Cummins, M.J., Papas, A., Kammer, G.M. & Fox, P.C. Treatment of primary Sjogren's syndrome with low-dose human interferon alfa administered by the oromucosal route: combined phase III results. *Arthritis Rheum* **49**, 585-593 (2003).
177. Brito-Zeron, P., Siso-Almirall, A., Bove, A., Kostov, B.A. & Ramos-Casals, M. Síndrome de Sjogren primária: uma atualização das opções de farmacoterapia actuais e direcções futuras. *Opinião de especialistas em farmacoterapia* **14**, 279-289 (2013).
178. Ramos-Casals, M., Tzioufas, A.G., Stone, J.H., Siso, A. & Bosch, X. Tratamento da síndrome de Sjogren primária: uma revisão sistemática. *JAMA: o jornal da Associação Médica Americana* **304**, 452-460 (2010).
179. Vivino, F.B., *et al.* Pilocarpine tablets for the treatment of dry mouth and dry eye symptoms in patients with Sjogren syndrome: a randomized, placebo-controlled, fixed-dose, multicenter trial. Grupo de estudo P92-01. *Arch Intern Med* **159**, 174-181 (1999).
180. Belnoue, E., *et al.* Os padrões de homing e de adesão determinam a composição celular do nicho de células plasmáticas da medula óssea. *J Immunol* **188**, 12831291 (2012).
181. Pijpe, J., *et al.* Tratamento com rituximab em doentes com síndrome de Sjogren primária: um estudo aberto de fase II. *Arthritis Rheum* **52**, 2740-2750 (2005).
182. Meijer, J.M., *et al.* Eficácia do tratamento com rituximab na síndrome de Sjogren primária: um ensaio aleatório, em dupla ocultação, controlado por placebo. *Arthritis Rheum* **62**, 960-968 (2010).
183. Steinfeld, S.D., *et al.* Epratuzumab (anticorpo humanizado anti-CD22) na síndrome de Sjogren primária: um estudo aberto de fase I/II. *Arthritis Res Ther* **8**, R129 (2006).
184. Mumtaz, I.M., *et al.* A medula óssea dos ratinhos NZB/W é o principal local para as células plasmáticas resistentes à dexametasona e à ciclofosfamida: implicações para o tratamento da autoimunidade. *J Autoimmun* **39**, 180-188 (2012).

185. Mariette, X., *et al.* Eficácia e segurança do belimumab na síndrome de Sjogren primária: resultados do estudo BELISS aberto de fase II. *Ann Rheum Dis* (2013).
186. Winter, O., *et al.* Os megacariócitos constituem um componente funcional de um nicho de células plasmáticas na medula óssea. *Blood* **116**, 1867-1875 (2010).
187. Kessler, H.S. Um modelo de laboratório para a síndrome de Sjogren. *The American journal of pathology* **52**, 671-685 (1968).
188. Gao, J., *et al.* A síndrome de Sjogren no modelo de ratinho NOD é uma doença autoimune dependente do tempo da interleucina-4 e específica do isótipo do anticorpo. *J Autoimmun* **26**, 90-103 (2006).
189. Hoffman, R.W., Alspaugh, M.A., Waggie, K.S., Durham, J.B. & Walker, S.E. Sjogren's syndrome in MRL/l and MRL/n mice. *Arthritis Rheum* **27**, 157-165 (1984).
190. Kunkel, E.J. & Butcher, E.C. Plasma-cell homing. *Nat Rev Immunol* **3**, 822-829 (2003).
191. Skarstein, K., Wahren, M., Zaura, E., Hattori, M. & Jonsson, R. Characterization of T cell recetor repertoire and anti-Ro/SSA autoantibodies in relation to sialadenitis of NOD mice. *Autoimmunity* **22**, 9-16 (1995).
192. Wicker, L.S., *et al.* Genetic control of diabetes and insulitis in the nonobese diabetic (NOD) mouse. *J Exp Med* **165**, 1639-1654 (1987).
193. Hjelmstrom, P., *et al.* Lymphoid tissue homing chemokines are expressed in chronic inflammation. *The American journal of pathology* **156**, 11331138 (2000).
194. Humphreys-Beher, M.G., Hu, Y., Nakagawa, Y., Wang, P.L. & Purushotham, K.R. Utilização do ratinho diabético não obeso (NOD) como modelo animal para o estudo da síndrome de Sjogren secundária. *Advances in experimental medicine and biology* **350**, 631-636 (1994).
195. Crotty, S., Aubert, R.D., Glidewell, J. & Ahmed, R. Tracking human antigen-specific memory B cells: a sensitive and generalized ELISPOT system. *J Immunol Methods* **286**, 111-122 (2004).
196. Scardina, G.A., *et al.* Avaliação diagnóstica de secções seriadas de biopsias de glândulas salivares labiais na síndrome de Sjogren. *Med Oral Patol Oral Cir Bucal* **12**, E565-568 (2007).
197. Aqrawi, L.A., Skarstein, K., Bredholt, G., Brun, J.G. & Brokstad, K.A. Células B de memória específica de autoantigénio na síndrome de Sjogren primária. *Scand J Immunol* **75**, 61-68 (2012).
198. Aqrawi, L.A., Brokstad, K.A., Jakobsen, K., Jonsson, R. & Skarstein, K. Baixo número de células B de memória nas glândulas salivares de pacientes com síndrome de Sjogren primária. *Autoimmunity* **45**, 547-555 (2012).
199. Aqrawi, LA, Skarstein, K., Oijordsbakken, G. & Brokstad, KA Padrão de células B específicas de Ro52 e Ro60 nas glândulas salivares de pacientes com síndrome de Sjogren primária. *Clin Exp Immunol* **172**, 228-237 (2013).
200. Hoyer, B.F., *et al.* Os plasmablastos de curta duração e os plasmócitos de longa duração contribuem para a autoimunidade humoral crónica em ratinhos NZB/W. *J Exp Med* **199**, 1577-1584 (2004).
201. Czerkinsky, C.C., Nilsson, L.A., Nygren, H., Ouchterlony, O. & Tarkowski, A. A solid-phase enzyme-linked immunospot (ELISPOT) assay for enumeration of specific antibody-secreting cells. *J Immunol Methods* **65**, 109-121 (1983).
202. Wahren, M., Ruden, U., Andersson, B., Ringertz, N.R. & Pettersson, I. Identificação de regiões antigénicas da proteína Ro 60 kDa humana utilizando antigénio recombinante e péptidos sintéticos. *J Autoimmun* **5**, 319-332 (1992).

203. Halse, A., Harley, J.B., Kroneld, U. & Jonsson, R. Ro/SS-A-reactive B lymphocytes in salivary glands and peripheral blood of patients with Sjogren's syndrome. *Clin Exp Immunol* **115**, 203-207 (1999).
204. Tuaillon, E., *et al.* Deteção de linfócitos B de memória específicos do antigénio de superfície do vírus da hepatite B (HBV) (HBsAg) em indivíduos vacinados contra o HBsAg ou imunizados contra o HBV através do ensaio ELISPOT. *J Immunol Methods* **315**, 144-152 (2006).
205. Buisman, A.M., de Rond, C.G., Ozturk, K., Ten Hulscher, H.I. & van Binnendijk, R.S. Long-term presence of memory B-cells specific for different vaccine components. *Vaccine* **28**, 179-186 (2009).
206. Cruz, S.C., *et al.* Comparação do desenvolvimento da memória humoral a longo prazo após imunização contra Neisseria meningitidis B ou toxoide da difteria. *Vaccine* **28**, 6841-6846 (2010).
207. Sundling, C., *et al.* Os trímeros solúveis de HIV-1 Env no adjuvante provocam respostas funcionais potentes e diversificadas das células B em primatas. *J Exp Med* **207**, 20032017 (2010).
208. Sasaki, S., *et al.* Comparação das respostas das células B efectoras e de memória específicas do vírus da gripe à imunização de crianças e adultos com vacinas vivas atenuadas ou inactivadas do vírus da gripe. *J Virol* **81**, 215-228 (2007).
209. Farnes, P., Barker, B.E., Brownhill, L.E. & Fanger, H. Mitogenic Activity in Phytolacca Americana (Pokeweed). *Lancet* **2**, 1100-1101 (1964).
210. Krieg, A.M. Motivos CpG no ADN bacteriano e seus efeitos imunitários. *Annu Rev Immunol* **20**, 709-760 (2002).
211. Hartmann, G., *et al.* Delineação de um oligodeoxinucleótido de fosforotioato CpG para ativar respostas imunitárias de primatas in vitro e in vivo. *J Immunol* **164**, 1617-1624 (2000).
212. Jonsson, S. & Kronvall, G. A utilização de Staphylococcus aureus contendo a proteína A como reagente anti-IgG de fase sólida em radioimunoensaios, exemplificada na quantificação da alfa-fetoproteína no soro humano normal de adultos. *Eur J Immunol* **4**, 29-33 (1974).
213. Langone, J.J. Utilização da proteína A marcada na análise imunoquímica quantitativa de antigénios e anticorpos. *J Immunol Methods* **51**, 3-22 (1982).
214. Sabattini, E., *et al.* O sistema EnVision++: um novo método imunohistoquímico para diagnóstico e investigação. Comparação crítica com as técnicas APAAP, ChemMate, CSA, LABC e SABC. *Journal of clinical pathology* **51**, 506-511 (1998).
215. Jordan, R.C., Daniels, T.E., Greenspan, J.S. & Regezi, J.A. Métodos avançados de diagnóstico em patologia oral e maxilofacial. Parte II: métodos imunohistoquímicos e imunofluorescentes. *Oral surgery, oral medicine, oral pathology, oral radiology, and endodontics* **93**, 56-74 (2002).
216. Vyberg, M., *et al.* Controlo de qualidade imunohistoquímico nórdico. *Croatian medical journal* **46**, 368-371 (2005).
217. Pers, J.O., Le Pottier, L., Devauchelle, V., Saraux, A. & Youinou, P. [Linfócitos B na síndrome de Sjogren]. *Rev Med Interne* **29**, 1000-1006 (2008).
218. Pers, J.O. & Youinou, P. Serão as células B o papel principal no cenário da síndrome de Sjogren? *Doenças orais* (2013).
219. Szyszko, E.A., *et al.* Phenotypic diversity of peripheral blood plasma cells in primary Sjogren's syndrome (Diversidade fenotípica dos plasmócitos do sangue periférico na síndrome de Sjogren primária). *Scand J Immunol* **73**, 18-28 (2011).

220. Franceschini, F. & Cavazzana, I. Anticorpos anti-Ro/SSA e La/SSB. *Autoimmunity* **38**, 55-63 (2005).
221. Volchenkov, R., Jonsson, R. & Appel, S. Perfil de autoanticorpos anti-Ro e anti-La em pacientes noruegueses com síndrome de Sjogren primária usando sistemas de imunoprecipitação de luciferase (LIPS). *Scand J Rheumatol* **41**, 314-315 (2012).
222. Rasmussen, T., Lodahl, M., Hancke, S. & Johnsen, H.E. In multiple myeloma clonotypic CD38- /CD19+ / CD27+ memory B cells recirculate through bone marrow, peripheral blood and lymph nodes. *Leuk Lymphoma* **45**, 1413-1417 (2004).
223. Weinstein, J.S., *et al.* Manutenção da produção de autoanticorpos anti-Sm/RNP por plasmócitos residentes em tecido linfoide ectópico e células B de memória da medula óssea. *J Immunol* **190**, 3916-3927 (2013).
224. Smith, K.G., *et al.* bcl-2 transgene expression inhibits apoptosis in the germinal center and reveals differences in the selection of memory B cells and bone marrow antibody-forming cells. *J Exp Med* **191**, 475-484 (2000).
225. Hansen, A., *et al.* Diminuição das células B de memória no sangue periférico e acumulação de células B de memória nas glândulas salivares de doentes com síndrome de Sjogren. *Arthritis Rheum* **46**, 2160-2171 (2002).
226. Jonsson, M.V. & Skarstein, K. As células dendríticas foliculares confirmam a organização linfoide nas glândulas salivares menores da síndrome de Sjogren primária. *J Oral Pathol Med* **37**, 515-521 (2008).
227. Vogelsang, P., *et al.* Os níveis de células dendríticas plasmocitóides e de células dendríticas mielóides do tipo 2 estão reduzidos no sangue periférico de doentes com síndrome de Sjogren primária. *Ann Rheum Dis* **69**, 1235-1238 (2010).
228. Dorner, T., Hansen, A., Jacobi, A. & Lipsky, P.E. Immunglobulin repertoire analysis provides new insights into the immunopathogenesis of Sjogren's syndrome. *Autoimmun Rev* **1**, 119-124 (2002).
229. Klein, U., Kuppers, R. & Rajewsky, K. As células B humanas IgM+IgD+, o principal subconjunto de células B no sangue periférico, expressam genes V kappa com pouca ou nenhuma mutação somática ao longo da vida. *Eur J Immunol* **23**, 32723277 (1993).
230. Szyszko, E.A., Skarstein, K., Jonsson, R. & Brokstad, K.A. Fenótipos distintos de células plasmáticas no baço e na medula óssea de ratinhos NOD.B10.H2b auto-imunes. *Autoimmunity* **44**, 415-426 (2011).
231. Burbelo, P.D., *et al.* Perfil luminescente sensível e robusto de anti-La e outros auto-anticorpos na síndrome de Sjogren. *Autoimmunity* **42**, 515524 (2009).
232. Klein, U., Rajewsky, K. & Kuppers, R. As células B humanas de imunoglobulina (Ig)M+IgD+ do sangue periférico que expressam o antigénio de superfície celular CD27 transportam genes da região variável com mutações somáticas: CD27 como marcador geral para células B com mutação somática (memória). *J Exp Med* **188**, 1679-1689 (1998).
233. Jung, J., Choe, J., Li, L. & Choi, Y.S. Regulation of CD27 expression in the course of germinal center B cell differentiation: the pivotal role of IL- 10. *Eur J Immunol* **30**, 2437-2443 (2000).
234. Odendahl, M., *et al.* Perturbação da homeostase dos linfócitos B periféricos no lúpus eritematoso sistémico. *J Immunol* **165**, 5970-5979 (2000).
235. Cambridge, G., *et al.* Terapia de depleção de células B no lúpus eritematoso sistémico: efeito nos perfis de autoanticorpos e anticorpos antimicrobianos. *Arthritis Rheum* **54**, 3612-3622 (2006).
236. Vallerskog, T., *et al.* O tratamento com rituximab afecta tanto o braço celular como o humoral do sistema imunitário em doentes com LES. *Clin Immunol* **122**, 62-74

(2007).
237. Isaksen, K., Jonsson, R. & Omdal, R. Tratamento anti-CD20 na síndrome de Sjogren primária. *Scand J Immunol* **68**, 554-564 (2008).
238. Voll, R. & Hiepe, F. [Depleção de células plasmáticas - uma nova estratégia na terapia do lúpus eritematoso sistémico em ratos e no homem]. *Zeitschrift fur Rheumatologie* **68**, 150-153 (2009).
239. Gottenberg, J.E., *et al.* Tolerância e eficácia a curto prazo do rituximab em 43 doentes com doenças sistémicas auto-imunes. *Ann Rheum Dis* **64**, 913920 (2005).
240. Sacchi, S., *et al.* Tratamento do linfoma não-Hodgkin de células B com o anticorpo monoclonal anti-CD 20 Rituximab. *Crit Rev Oncol Hematol* **37**, 1325 (2001).
241. Pijpe, J., *et al.* Alterações na imunohistologia e função das glândulas salivares após monoterapia com rituximab num doente com síndrome de Sjogren e linfoma MALT associado. *Ann Rheum* **Dis 64**, 958-960 (2005).
242. Shih, W.J., *et al.* A tomografia por emissão de positrões com F-18 FDG demonstra a resolução do linfoma não-Hodgkin da glândula parótida num doente com síndrome de Sjogren: antes e depois da terapêutica com rituximab do anticorpo anti-CD20. *Clin Nucl Med* **27**, 142-143 (2002).
243. Kimby, E. Tolerabilidade e segurança do rituximab (MabThera). *Cancer Treat Rev* **31**, 456-473 (2005).
244. Barcellos, K.S., Nonogaki, S., Enokihara, M.M., Teixeira, M.S. & Andrade, L.E. Expressão diferencial de Ro/SSA 60 kDa e La/SSB, mas não de Ro/SSA 52 kDa, mRNA e proteína em glândulas salivares menores de pacientes com síndrome de Sjogren primária. *J Rheumatol* **34**, 1283-1292 (2007).
245. Halse, A.K., Wahren, M. & Jonsson, R. O sangue periférico na síndrome de Sjogren não contém níveis aumentados de linfócitos T reactivos com os auto-antigénios recombinantes Ro/SS-A 52 kD e La/SS-B 48 kD. *Autoimmunity* **23**, 25-34 (1996).
246. MacLennan, I.C. Centros germinais. *Annu Rev Immunol* **12**, 117-139 (1994).
247. Hamel, K.M., Liarski, V.M. & Clark, M.R. Células B do Centro Germinal. *Autoimunidade* (2012).
248. Wahren-Herlenius, M. & Salomonsson, S. Deteção de células B específicas de antigénio em tecidos. *Methods Mol Med* **136**, 19-24 (2007).
249. Youinou, P., *et al.* B lymphocytes on the front line of autoimmunity. *Autoimmun Rev* **5**, 215-221 (2006).
250. Nakou, M., *et al.* A terapia com rituximab reduz as células B activadas tanto no sangue periférico como na medula óssea de doentes com artrite reumatoide: a depleção de células B de memória está correlacionada com a resposta clínica. *Arthritis Res Ther* **11**, R131 (2009).
251. Schittek, B. & Rajewsky, K. Maintenance of B-cell memory by long-lived cells generated from proliferating precursors. *Nature* **346**, 749-751 (1990).
252. Slifka, M.K., Matloubian, M. & Ahmed, R. A medula óssea é um local importante de produção de anticorpos a longo prazo após uma infeção viral aguda. *J Virol* **69**, 1895-1902 (1995).
253. Bolstad, A.I., Eiken, H.G., Rosenlund, B., Alarcon-Riquelme, M.E. & Jonsson, R. Aumento da expressão tecidular das glândulas salivares de Fas, Fas ligand, antigénio 4 associado a linfócitos T citotóxicos e morte celular programada 1 na síndrome de Sjogren primária. *Arthritis Rheum* **48**, 174-185 (2003).
254. Popovic, K., Wahren-Herlenius, M. & Nyberg, F. Acompanhamento clínico de 102 doentes positivos para anti-Ro/SSA com manifestações dermatológicas. *Ata dermato-*

venereologica **88**, 370-375 (2008).
255. Pullerits, R., *et al.* A proteína cromossómica 1 da caixa do grupo de alta mobilidade, uma citocina de ligação ao ADN, induz a artrite. *Arthritis Rheum* **48**, 1693-1700 (2003).
256. Jonsson, M.V., Delaleu, N., Brokstad, K.A., Berggreen, E. & Skarstein, K. Função deficiente da glândula salivar em ratinhos NOD: associação com alterações no perfil de citocinas mas não com alterações histopatológicas na glândula salivar. *Arthritis Rheum* **54**, 2300-2305 (2006).
257. DiLillo, D.J., *et al.* Manutenção de células plasmáticas de longa duração e memória serológica apesar da depleção de células B maduras e de memória durante a imunoterapia com CD20 em ratinhos. *J Immunol* **180**, 361-371 (2008).
258. Moser, K., *et al.* Long-lived plasma cells in immunity and immunopathology (Células plasmáticas de longa duração na imunidade e imunopatologia). *Immunol Lett* **103**, 83-85 (2006).
259. Lehner, B., *et al.* The dark side of BrdU in neural stem cell biology: detrimental effects on cell cycle, differentiation and survival. *Cell and tissue research* **345**, 313-328 (2011).
260. Hiepe, F., *et al.* As células plasmáticas autoreactivas de longa duração conduzem a uma inflamação autoimune persistente. *Nat Rev Rheumatol* **7**, 170-178 (2011).
261. Chu, V.T. & Berek, C. O estabelecimento do nicho de sobrevivência das células plasmáticas na medula óssea. *Immunol Rev* **251**, 177-188 (2013).
262. Cassese, G., *et al.* Plasma cell survival is mediated by synergistic effects of cytokines and adhesion-dependent signals. *J Immunol* **171**, 1684-1690 (2003).
263. Gatumu, M.K., *et al.* O bloqueio da sinalização do recetor da linfotoxina-beta reduz os aspectos da síndrome de Sjogren nas glândulas salivares de ratinhos diabéticos não obesos. *Arthritis Res Ther* **11**, R24 (2009).
264. Manzo, A., *et al.* O padrão de expressão do CCL21 no estroma de órgãos linfóides secundários humanos é conservado em lesões inflamatórias com neogénese linfoide. *The American journal of pathology* **171**, 1549-1562 (2007).
265. Manzo, A., *et al.* Análise microanatómica sistemática de CXCL13 e CCL21 produção in situ e organização linfoide progressiva na sinovite reumatoide. *Eur J Immunol* **35**, 1347-1359 (2005).
267. Lindqvist, A. K. *et al.* Influence on spontaneous tissue inflammation by the major histocompatibility complex region in the nonobese diabetic mouse. *Scandinavian journal of immunology* **61**, 119-127 (2005).

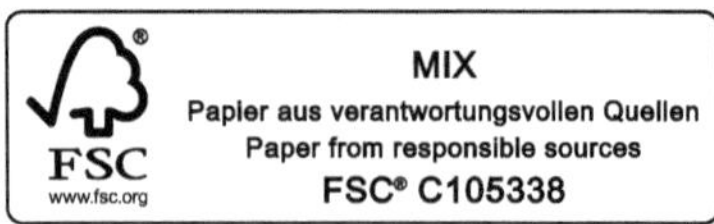

Printed by Books on Demand GmbH, Norderstedt / Germany